Inez De Florio-Hansen

AF666610

Sehen mit allen Sinnen

Mein Weg aus der Blindheit

Inez De Florio-Hansen

SEHEN MIT ALLEN SINNEN

Mein Weg aus der Blindheit

Edition Noëma

Bibliografische Information der Deutschen Nationalbibliothek
Die Deutsche Nationalbibliothek verzeichnet diese Publikation in der Deutschen Nationalbibliografie; detaillierte bibliografische Daten sind im Internet über http://dnb.d-nb.de abrufbar.

Bibliographic information published by the Deutsche Nationalbibliothek
Die Deutsche Nationalbibliothek lists this publication in the Deutsche Nationalbibliografie; detailed bibliographic data are available in the Internet at http://dnb.d-nb.de.

Coverabbildung: 87130605 © Carla Francesca Castagno | Dreamstime.com

ISBN-13: 978-3-8382-1477-1

Edition Noëma
© *ibidem*-Verlag, Stuttgart 2020
Alle Rechte vorbehalten

Das Werk einschließlich aller seiner Teile ist urheberrechtlich geschützt. Jede Verwertung außerhalb der engen Grenzen des Urheberrechtsgesetzes ist ohne Zustimmung des Verlages unzulässig und strafbar. Dies gilt insbesondere für Vervielfältigungen, Übersetzungen, Mikroverfilmungen und elektronische Speicherformen sowie die Einspeicherung und Verarbeitung in elektronischen Systemen.

All rights reserved. No part of this publication may be reproduced, stored in or introduced into a retrieval system, or transmitted, in any form, or by any means (electronical, mechanical, photocopying, recording or otherwise) without the prior written permission of the publisher. Any person who does any unauthorized act in relation to this publication may be liable to criminal prosecution and civil claims for damages.
Printed in the EU

Inhalt

1 Man sieht nur mit dem Herzen gut … (Antoine de Saint-Exupéry)

Das Auge sagte eines Tages: »Ich sehe hinter diesen Tälern im blauen Dunst einen Berg. Ist er nicht wunderschön?«
Das Ohr lauschte und sagte nach einer Weile:
»Wo ist der Berg? Ich höre keinen!«
Darauf sagte die Hand: »Ich versuche vergeblich, ihn zu greifen. Ich finde keinen Berg!«
Die Nase sagte: »Ich rieche nichts. Da ist kein Berg!«
Da wandte sich das Auge in eine andere Richtung. Die anderen diskutierten weiter über diese merkwürdige Täuschung und kamen zu dem Schluss:
»Mit dem Auge stimmt etwas nicht!«
Khalil Gibran

An den genauen Zeitpunkt kann ich mich nicht mehr erinnern, auch weil ich der Nachricht zunächst keine besondere Bedeutung beigemessen habe. Irgendwann Ende der 1980er Jahre kam Marco, mein Mann, wiederholt darauf zu sprechen, es sei inzwischen möglich, auch eine starke Sehbehinderung durch eine Augenoperation zu beheben. Er habe gelesen, russische Chirurgen hätten ein Verfahren entwickelt, mit dem sie Sehbehinderten und sogar Blinden zum Sehen verhelfen könnten.

»Und wie soll das gehen?«
»Wenn ich es richtig verstanden habe«, erwiderte mein Mann, »entfernen sie die Linsen des Patienten mit entsprechenden Geräten und ersetzen sie durch Kunststofflinsen.«

Ich blieb skeptisch, obgleich ich allen Grund gehabt hätte, mich zu freuen. Für Außenstehende ist meine abwartende, wenn nicht gar ablehnende Haltung sicher nur schwer nachzuvollziehen, denn ich war von Geburt an schwer sehbehindert. Die Nachricht hätte eigentlich einen Hoffnungsschimmer für mich bedeuten müssen, aber ich empfand es zunächst nicht so. Ich hatte mich mit meiner Blindheit längst arrangiert. Natürlich war manches umständlich und zeitraubend, und ich war in vielen Fällen auf fremde Hilfe, besonders die von Marco, angewiesen. Aber dafür wurde ich – zumindest aus meiner Sicht – hinreichend entschädigt. Meine anderen Sinne, besonders das Gehör und der Tastsinn, waren weit besser ausgebildet als bei vielen Sehenden.[1] Und sie sind es immer noch: Auch heute noch beschränke ich mich bei der Zubereitung einer Pizza nicht auf den Blick durch die Glasscheibe des Backofens. Ich öffne die Röhre und orientiere mich am Geruch und vor allem an dem brutzelnden Geräusch. Ich achte auf das, was man hört, nämlich den Herzschlag der Pizza.

Die bessere Ausbildung der vorhandenen Sinne ist darauf zurückzuführen, dass Teile des Gehirns, die eigentlich für das Sehen ausgelegt sind, andere Aufgaben im neuronalen Netzwerk übernehmen. Fast alle Blindgeborenen oder früh erblindeten Menschen berichten über dieses Phänomen. So beschreibt der Neurowissenschaftler Beau Lotto den Fall eines blinden Jungen, der sich mit Hilfe der sogenannten Echoortung (*Echolocation*) orientiert: Es gelingt ihm, einzelne Räumlichkeiten und Objekte zu identifizieren, indem er mit der Zunge schnalzt. Aufgrund des Widerhalls weiß er, wo er sich in einem Raum befindet und welche Gegenstände er vor sich hat.[2]

Bis dahin hatte ich mir nie ernsthaft gewünscht, sehen zu können. Um genau zu sein, ich hatte nie einen Gedanken daran verschwendet. Viele Jahre später habe ich aufgrund von Nachforschungen herausgefunden, dass ich keine Ausnahme war. Die meisten blind geborenen oder früh erblindeten Menschen empfinden keinen Mangel; sie kommen im Alltag gut zurecht.[3] Das zeigt auch die Geschichte von Saliya Kahawatte. In seinem Roman *Mein Blind Date mit dem Leben*, der auch verfilmt wurde, erzählt er in Einzelheiten, wie es ihm Jahre lang gelungen ist, seine Umgebung über seine starke Sehbehinderung, eine Netzhautablösung, hinwegzutäuschen.[4] In seiner Schilderung fand ich mich größtenteils wieder, denn auch ich hatte entsprechende Verhaltensweisen ausgebildet. Mit Außenstehenden sprach ich selten über meine Schwierigkeiten mit dem Sehen. Was hätte das gebracht? Hätten sie mich überhaupt verstanden? Wie wären sie nach meiner Offenbarung mit mir umgegangen? Als Kahawatte schließlich einen Zusammenbruch erleidet, entscheidet er sich dafür, zu seiner Blindheit zu stehen. Es gelingt ihm, sich seinen Alltag und sein Berufsleben so einzurichten, dass er gut zurechtkommt. »Ich bin mit mir selbst im Reinen, ich kenne meine Ziele, ich erreiche sie«, und »Ich bin ein reicher Mensch. Ich genieße jeden Tag«, schreibt er selbst.[5]

Natürlich gehören dazu Willenskraft und Ausdauer. Wiederholte Male wollten wohlmeinende Betreuer Saliya Kahawatte zur Tätigkeit in einer Besenwerkstatt bewegen, die übliche Beschäftigung für Blinde. Auch heute noch werden im Internet handgemachte Bürsten und Besen in Blindenarbeit beworben.[6] Saliya leistete erfolgreich Widerstand. Er führt diesen und ähnliche Ratschläge darauf zurück, dass Sehende sich nur selten in einen Blinden hineinversetzen können, vor allem weil die nötigen Kontakte fehlen. Dass das in meiner Kindheit und Jugend ganz anders war, erzähle ich in den folgenden Kapiteln.

Mit dem, was er selbst erzählt, kann ich mich, wie gesagt, ohne Weiteres identifizieren: »Im privaten Alltag behalte ich meine Augenprobleme bis heute oft für mich – aus vielen Gründen. Wichtigster Grund: die Unsicherheit der Sehenden im Umgang mit Blinden. Wenn ich unvermittelt sage: ›Ich bin hochgradig sehbehindert‹ oder ›Ich bin fast blind‹, dann wissen die allermeisten Menschen erst einmal nicht, wie sie damit umgehen sollen. Sie reagieren erschrocken, mitleidig, traurig, peinlich berührt. Oft hilfsbereit, aber unbeholfen. Meistens total verspannt. Dafür kann und will ich ihnen keine Vorwürfe machen, ihr Verhalten ist begründet. Es hängt damit zusammen, dass Sehende und Blinde einander von Kindesbeinen an kaum begegnen. Sie werden in der Schule getrennt, oft schon im Kindergarten. Ein Wahnsinn!«[7]

Leider bleibt die schulische Inklusion von Seh- und anderen Sinnesbehinderten trotz der UN-Behindertenrechtskonvention bis heute Wunschdenken, weil an den Schulen die entsprechenden Voraussetzungen fehlen. Folglich gibt es in vielen Fällen kuriose Fehleinschätzungen von Sehenden, was das Leben von Blinden angeht. So berichtet ein blinder

Blogger, ein Mann Anfang der Vierzig, von einer denkwürdigen Fahrt in der Münchener S-Bahn [8]. Ihm gegenüber nimmt eine jüngere Frau Platz, die sich eingehend nach seinen Lebensumständen erkundigt. Er gibt bereitwillig Auskunft. Schließlich fragt die Dame in der überfüllten Bahn recht laut: »Sagen Sie mal, haben Blinde eigentlich Sex?« Die in der Nähe sitzenden und stehenden Fahrgäste horchen auf. Der blinde Blogger ist an solche Fragen gewöhnt und antwortet ohne Scheu: »Ja sicher, wenn Sie wollen, können wir es ja gleich einmal probieren.« Daraufhin steigt die junge Frau an der nächsten Haltestelle aus.

Generell verwundert es nicht, dass nur wenige blind geborene oder früh erblindete Menschen einen Eingriff in Erwägung ziehen, obwohl sich die Möglichkeiten komplizierter Augenoperationen im 21. Jahrhundert noch beträchtlich verbessert haben. Auch Saliya Kahawatte sieht keine Notwendigkeit, sich einer entsprechenden Operation zu unterziehen. Seinem Gefühl nach wäre das der pure Stress. »Vielleicht hätte ich mit meinem ungewöhnlich stark ausgebildeten Tast-, Hör- und Geruchssinn plus neuem Augenlicht den totalen Durchblick? Die Vorstellung finde ich abenteuerlich ...«[9]

Weiter noch als Kahawatte geht Isaac Lidsky, der Geschäftsführer einer großen US-amerikanischen Firma. In einem (videographierten) TED Talk[10] nennt Lidsky gleich zu Beginn fünf Annahmen zu seiner Person und fordert die Zuhörer auf, sich zu überlegen, welche davon wahr und welche erfunden sind. [11] Die vierte Vorgabe lautet: Ich verlor mein Augenlicht aufgrund einer seltenen, genetisch bedingten

Augenkrankheit. Da Lidsky keinerlei Anzeichen von Blindheit aufweist – er klappt den Blindenstock erst später auf – glauben viele, dass er auf keinen Fall blind sei. Schon dieser Start zu seinem Vortrag zeigt die besondere Einstellung von Lidsky zu seinem Schicksalsschlag.

Als bei ihm eine genetisch bedingte Augenerkrankung festgestellt wurde, für die es keine erfolgversprechende Therapie gab, war er 12 Jahre alt. Bis zur völligen Erblindung vergingen über 10 Jahre. Das gab ihm Zeit, gründlich darüber nachzudenken, was Sehen bedeutet. Für die meisten Menschen ist Sehen unmittelbar und passiv. Man öffnet die Augen und sieht die Welt vor sich. Sehen heißt glauben; es wird mit der Wahrheit beziehungsweise mit der Realität gleichgesetzt. Viele führen das darauf zurück, dass die Evolution uns dazu prädestiniert hat, vorrangig den Gesichtssinn einzusetzen. Ein großer Teil der Hirntätigkeit fokussiere auf das Sehen. Anatomie-Lexika geben an, dass die tägliche Wahrnehmung etwa zu 70 % über die Augen läuft. Das ist ohne Zweifel plausibel, solange man diese Erkenntnisse nicht in Frage stellt. Sehen ist keineswegs alles. Das sieht man auch daran, dass Teile des Gehirns bei Geburtsblinden umfunktioniert werden. Auch bei mir übernahmen sie, wie bereits dargelegt, Funktionen, die ursprünglich für das Sehen bestimmt waren.

Im Laufe der Jahre stellte auch Lidsky fest, dass das, was wir sehen, nicht die universelle Wahrheit ist; es ist nicht die objektive Realität. Vielmehr ist es eine einzigartige, persönliche virtuelle Realität, die unser Gehirn meisterhaft konstruiert. Sehen ist seiner Erfahrung nach eine Illusion, die durch die zunehmende Verschlechterung seines Sehvermögens zerstört wurde. Jeder erschafft sich demnach seine Realität selbst. Zur Bekräftigung seiner Überzeugungen führt er Helen Keller an, die taubblinde amerikanische Bürgerrechtlerin. Schlimmer als Blindheit, schreibt sie, sei der Mangel an Vorstellungskraft (*vision*). Im Übrigen geht das als Kapitelüberschrift gewählte Zitat aus *Der kleine Prinz* von Saint-Exupery bekanntlich so weiter: Das Wesentliche ist für die Augen unsichtbar.

Sicher stellt Isaac Lidsky eine Ausnahme dar. Der Verlust seines Sehvermögens bedeutet für ihn keine Einschränkung; vielmehr empfindet er seine Blindheit sogar als Bereicherung. Das kann man damit erklären, dass sein psychisches Immunsystem besonders gut ausgebildet ist.[12] Es bewirkt den Schutz vor der Erfahrung negativer Emotionen. Dabei werden Informationen unbewusst ignoriert, transformiert und konstruiert, um ein desaströses Erlebnis für den Betroffenen erträglicher erscheinen zu lassen. Da visuelles Feedback Lidsky nicht erreicht, sind alle in seiner Umgebung, insbesondere seine Mitarbeiter, gehalten, ihm ein verbales Feedback zu geben. Seine Behinderung zwingt sie dazu, ihm zu sagen, was sie denken und Zweideutigkeiten zu vermeiden. Er kommuniziert mit ihnen auf einem vertieften Niveau, und vor allem: Sein Team weiß dadurch, dass das, was sie denken, für ihn wirklich zählt.

Mit Blick auf Kahawatte und Lidsky, die stellvertretend für zahlreiche andere Sehbehinderte stehen, kann man festhalten, dass eine Operation nur dann sinnvoll und zielführend ist, wenn tatsächlich ein Leidensdruck besteht. Bei vielen von Geburt an Blinden ist der Wunsch, sehen zu können, jedoch entweder gar nicht vorhanden oder nicht besonders stark ausgeprägt. Natürlich gibt es auch bei Blinden Dinge, die sie gern sehen würden. Mike May, als Kind bei einem Unfall erblindet, vermisste nichts in seinem Leben als Blinder.[13] Dennoch hätte er gern einmal ein Landschaftspanorama und vor allem schöne Frauen mit eigenen Augen gesehen. Als er in der Mitte seines Lebens erfolgreich operiert wird – es handelt sich um eine Stammzellentransplantation –, hat er Schwierigkeiten mit der Gesichtserkennung und dem perspektivischen Sehen, die offenbar im Laufe der Jahre nicht geringer geworden sind.[14] Wie wir weiter unten sehen werden, haben andere noch weit größere Probleme mit dem neu erworbenen Sehsinn. In vielen Fällen können erfolgreiche Operationen sogar höchst negative Folgen haben. Es gibt aber auch Patientinnen und Patienten, für die das neu erworbene Sehvermögen eine Bereicherung darstellt.

Nun wäre das Spektrum nicht annährend vollständig, wenn ich nicht noch ein weiteres Bespiel für den Umgang eines Betroffenen mit seiner Blindheit anführen würde. Saliya Kahawatte nimmt, wie wir erfahren haben, seine schwere Sehbehinderung gelassen hin und gestaltet sein Leben nach seinen Vorstellungen. Isaac Lidsky sieht in seiner Blindheit sogar einen Gewinn, gestattet sie ihm doch eine vertiefte Kommunikation mit seinen Gesprächspartnerinnen und -partnern, besonders im beruflichen Bereich. Er gewinnt dem Schicksalsschlag, der ihn überraschend getroffen hat, etwas Positives ab. Manche Menschen besitzen außerdem die Gabe, aus Rückschlägen zu lernen und darin sogar einen Ansporn zu größeren Leistungen zu sehen. Auf einen einfachen Nenner gebracht, kann man sagen: Sie lernen aus Schicksalsschlägen und sogar aus eigenen Fehlern. Sie wachsen über sich hinaus. Selbstverständlich gibt es Menschen mit einem auf Wachstum ausgerichteten Selbstbild nicht nur unter Sehenden, sondern auch unter Blinden.[15]

Ein weiteres interessantes Beispiel, auf das ich später aufmerksam wurde, ist Andy Holzer, ein blind geborener Österreicher, der seit der Jahrtausendwende die sieben höchsten Berge der Welt bezwungen hat. Schon als Kind war es sein Traum, eines Tages den Mount Everest zu besteigen, was damals noch keinem Blinden gelungen war. Im Jahr 2014 waren er und sein Team gezwungen, die Besteigung wegen eines Lawinenunglücks abzubrechen. Auch einen erneuten Versuch im darauffolgenden Jahr musste Holzer wegen einer Erdbebenkatastrophe vorzeitig beenden. Nun könnte man annehmen, Holzer habe diese Fehlschläge als Wink betrachtet, das Schicksal nicht weiter herauszufordern. Weit gefehlt! Am 21. Mai 2017 schaffte es Holzer mit zwei Partnern, den Everest bis auf den Gipfel zu besteigen. Befragt man ihn nach den Gründen für sein Durchhaltevermögen, stellt man überrascht fest, dass es gerade die Rückschläge waren, die ihn in seinem Vorhaben bestärkten. Seinem Erlebnisbericht hat er den Titel *Mein Everest* gegeben.[16] Damit unterstreicht er, dass er nicht einfach den Mount Everest bestiegen hat wie viele andere vor ihm. Es geht ihm um die besondere Herausforderung, die für ihn damit verbunden war. Aus seinem Buch gewinnt man den

Eindruck, dass Rückschläge für ihn einfach dazugehören – irgendwie scheinen sie ihn zu beflügeln.

Von solch außergewöhnlichem, bewundernswertem Verhalten war und bin ich weit entfernt. Aber immerhin stand ich schließlich einer Operation nicht länger ablehnend gegenüber. Ich hatte Monate Zeit gehabt, das Für und Wider abzuwägen. Schließlich wurden mein Mann und ich durch italienische Freunde auf einen russischen Augenarzt aufmerksam, der in der Nähe von Mailand tätig war. Wir beschlossen, ihn auf alle Fälle zu konsultieren. Nach sorgfältigen Untersuchungen kam er zu dem Schluss, dass meine Erfolgsaussichten bei fünfzig zu fünfzig lagen. Er riet daher von der Operation ab. Würde sie nicht zum Erfolg führen, könnte es sein, dass ich das verbliebene Sehvermögen einbüßen würde und in absoluter Dunkelheit versank.

Oft nehmen sehende Menschen an, die Welt eines Blinden sei vollkommen schwarz. Das ist aber nur selten der Fall. Die wenigsten stellen einem jedoch die Frage, ob man überhaupt etwas sieht und wenn ja, was man sieht. Das belegt die von Kahawatte angesprochene Unbeholfenheit im Umgang mit Sehgeschädigten und Blinden.

Vor allem deshalb erinnere ich mich immer noch an das folgende Gespräch. Irgendwann zu Beginn unserer Freundschaft fragte mich Alina, die Kusine eines Schulkameraden:

»Was siehst du eigentlich?«
Ich überlegte kurz, wie ich es ihr erklären sollte und sagte dann:

»Ich sehe alles verschwommen, wie durch einen dichten Nebel. Meine Welt ist zwar nicht komplett dunkel, aber ich sehe keine Farben. Entfernung fängt bei mir nach wenigen Zentimetern an. Alles, was weiter weg ist, nehme ich nicht wahr.«
»Also bist du sehr stark kurzsichtig. Wieviel Dioptrien sind es denn?«

Diese konkrete Frage gefiel mir. Über eine Mitleidsbekundung hätte ich mich geärgert, freilich ohne es zu zeigen.

»Um minus 15 Dioptrien. Auf dem rechten Auge ist es etwas mehr, links etwas weniger.«
»Ich habe einmal gehört, dass stark kurzsichtige Menschen oft am Grauen Star leiden.«
»Ja, bei mir war er sogar angeboren. Außerdem sind da noch kleinere Fehlbildungen, über die ich nicht so genau Bescheid weiß.«

Auf den Grauen Star war es zurückzuführen, dass ich oft Doppelbilder und Lichthöfe um die Objekte herum sah. Auch das räumliche Sehen ließ sehr zu wünschen übrig, aber ich konnte mich grob orientieren. Ich versuchte dem Ganzen etwas Positives abzugewinnen. Dann sah ich den Mond eben mit einer entsprechenden Lichtquelle drum herum gleich zwei- oder dreimal. »Gute Monde, ihr geht so stille …!«

2 Best of Elvis

Der Tastsinn ist ein Lebensprinzip, ohne ihn gibt es kein Leben. Es werden Menschen blind oder taub geboren, aber ohne den Tastsinn ist noch niemand auf die Welt gekommen.
Martin Grunwald

»Cecilia! Cecilia!«[17] schallte es vom gegenüberliegenden Bahnsteig zu mir herüber. Obwohl wir seit vielen Jahren keinen Kontakt mehr gehabt hatten, erkannte ich David sofort an der Stimme. Ausgerechnet in diesem Augenblick fuhr mein ICE ein. Es blieb nicht einmal Zeit, ihm meine E-Mail-Adresse zuzurufen.

Von meinen Schulkameraden schätzte ich David am meisten. Er war zwei Jahre älter als ich und machte bald Abitur. Wann immer es sich einrichten ließ, begleitete er mich auf dem Schulweg. In der Regel wartete er morgens vor seinem Elternhaus auf mich. Zu meiner besseren Orientierung sprach er mich schon aus einiger Entfernung an. Er holte mich aber nie bei mir zu Hause ab. Hinterher ist mir klar geworden, dass er meine Selbstständigkeit nicht unnötig einschränken wollte. Wo ich es seiner Meinung nach allein schaffen konnte, ließ er mich machen. Anfänglich wies er mich auf die größten Stolpersteine auf unserem über zwei Kilometer langen Schulweg hin. »Hier musst du aufpassen. Das Pflaster ist immer noch nicht ausgebessert!« Seine Hinweise nahm er nach und nach zurück. Vor allem ließ er mich nie merken, dass ich auf Hilfe angewiesen war. Im Gegenteil, er ermunterte mich sogar, das eine oder andere kleine Experiment zu wagen. Wie stolz war ich, als ich zwei Treppenstufen auf einmal nehmen konnte. Erst aufwärts und dann sogar abwärts!

David fasste mich auch nicht dauernd an, wie es die meisten anderen taten. Unter dem Vorwand, mir behilflich zu sein, nahmen sie mich bei der Hand, fassten mich am Arm oder packten mich einfach bei den Hüften. Meine Abwehrreaktionen nahmen sie nicht wahr. Vielleicht zeigte ich mein Unbehagen auch nicht deutlich genug, denn letztlich musste ich für jede Art von Unterstützung dankbar sein. Vermutlich war ich sogar selbst die Ursache für den ungewollten Körperkontakt. Ich hatte stets das Bedürfnis, alle und alles durch Betasten zu erkunden. Das ist bei Blinden und Sehgeschädigten eine Selbstverständlichkeit. Zudem kann man den Tastsinn, durch den man auch den eigenen Körper spürt, nicht unterdrücken.

Obgleich ich David gut kannte, hatte ich von seinem Äußeren nur eine vage Vorstellung. Natürlich habe ich meine Freundinnen und Freunde danach gefragt. Ich ließ mir alle Menschen in meinem Umfeld beschreiben, und die Jungen erst recht. »Du, der sieht ganz toll aus, groß und schlank, dunkle Locken, ein passendes Gesicht«, sagte Alina über ihren Cousin. Das konnte ich mir irgendwie vorstellen.

Deutlich erinnere ich mich an einen denkwürdigen Nachmittag in Davids Wohnung. Es war die Zeit des ersten Hypes um Elvis Presley. Die Songs gefielen natürlich auch mir. Den Hüftschwung bekam ich aber nicht hin, dazu waren die Beschreibungen meiner Klassenkameraden und Freundinnen zu vage. Schon mit dem Hula-Hoop-Reifen – sie kamen damals groß in Mode – tat ich mich schwer. Irgendwie schaffte ich es schließlich doch. Aber da war ja auch der Reifen. Wenn er herunterfiel, hieß es: weiterüben!

Ich erzählte David von meinem Wunsch, den Hüftschwung von Elvis nachzuahmen: »Weißt du, sie beschreiben es einfach nicht genau genug. Was heißt hier: eine Hüfte nach oben, die andere gleichzeitig nach unten und möglichst noch das passende Knie anheben und nach innen drehen?« Wenn man es nicht gesehen hatte, konnte man es sich einfach nicht vorstellen. Ein Manager – und der konnte sehen – soll zu Elvis gesagt haben: »Ich weiß nicht, wie du es machst, aber mach weiter so!«

Auf dem Nachhauseweg sagte David eines Tages zu mir: »Wenn Du willst, kannst du mit nach oben kommen. Ich zeige dir, wie es geht.« Das war ein Angebot! Davids Eltern waren beide berufstätig. Wir hatten die Wohnung für uns und konnten den Plattenspieler so laut aufdrehen, wie wir wollten. Außerdem war ich mir sicher, dass David niemals etwas gegen meinen Willen tun würde. Ich weiß bis heute nicht, ob es mir wirklich unangenehm gewesen wäre. Ich war schon fast siebzehn Jahre alt! Und für mich hatten Umarmungen eine ungleich größere Bedeutung als für Sehende.

Also gingen wir in Davids Wohnung. Kaum hatte er die Tür aufgeschlossen, hörte ich Vogelstimmen.

»Rotkehlchen im Käfig, wie scheußlich! Wieso hast du mir nie davon erzählt?«

»Woher weißt du, dass es Rotkehlchen sind?«

»Mein Großvater hat es mir auf unseren Spaziergängen beigebracht. Wenn ich die Vögel schon nicht sehen konnte, sollte ich sie wenigstens am Gezwitscher erkennen.«
»Phantastisch! Ja, es sind Rotkehlchen, aber sie gehören nicht uns. Wir haben sie nur in Pflege. Eine Freundin meiner Mutter ist in Ferien.«

Wir tranken eine Cola. Dann legte David die erste Platte auf. *Love Me Tender* erklang.

»Warum nicht den *Jailhouse Rock*?«, fragte ich.
»Der ist viel zu schnell! Wir müssen doch erst üben! Wir steigern uns nach und nach.«

David hatte einen Plan. Und das war gut so!

Nach ein paar Takten nahm David meine Hände und legte sie auf seine Hüften. Mit Bedacht bewegte er sie langsam nach oben und unten. Mit der Zeit beförderte er meine Hände auf seine Knie.

»Wenn du die rechte Hüfte nach oben bewegst, knickst du das linke Bein nach innen ab.«
»Was heißt das: nach innen abknicken?«
»Du nimmst es in die Mitte und winkelst es leicht an. Den Fuß stellst du dabei auf die Spitze. Hat dir schon einer gesagt, dass Elvis meist weiße Socken trägt? Dadurch wird die Stellung noch unterstrichen.«

Das hatte mir noch keiner erzählt, warum auch? Ich versuchte, mir den Ablauf vorzustellen. Mit der Zeit klappte es irgendwie. Es war aber nicht einfach, das Ganze dem Rhythmus der Musik anzupassen. David wurde nicht müde, immer wieder dieselben Bewegungen zu machen. Schließlich war ich soweit.

»Ich glaube, jetzt kann ich es versuchen.«

Love Me Tender erklang zum fünften Mal. David legte seine Hände auf meine Hüften. Auf und ab, und die Knie dabei abwechselnd nach innen drehen.

Als ich es zu Davids Zufriedenheit konnte, steigerten wir die Geschwindigkeit mit *Don't Be Cruel.* Dann folgte der *Teddy Bear*. Die anderen würden staunen, wenn sie sahen, wie gut ich das jetzt draufhatte.

»Und wann kommt der *Jailhouse Rock*?«
»Erst müssen wir das Ganze noch perfektionieren. Aber bald ist es soweit.«

In meinen Augen war David der perfekte Lehrer. Das hatte ich ihm schon öfter gesagt. Aber er wehrte ab.

»Wenn du damit sagen willst, dass ich ganz gut auf andere eingehen kann, dann hast du vielleicht Recht. Aber Lehrer möchte ich niemals werden.«
»Warum denn nicht? Die Schüler würden eine Menge bei dir lernen. Du weißt doch, worauf es ankommt.«
»Das mag sein. Aber in einer Klasse kann man nicht auf jeden einzelnen so eingehen, wie es nötig wäre. Außerdem sind da noch die Lehrpläne. Oder lernst Du bei Frau Siebert und

Herrn Dahlmann das, was du wirklich lernen möchtest? Und lernst du es so, wie es am besten für dich passt?«

Darüber hatte ich noch nicht richtig nachgedacht. Im Großen und Ganzen war ich mit meinen Lehrern sehr zufrieden. Sie hatten mich niemals auf eine »Dummen-Schule« abschieben wollen. Sonderschulen für stark Sehbehinderte und Blinde wie heute gab es damals noch nicht.[18] Um Blindheit wurde in den Nachkriegsjahren zudem nicht so viel Aufhebens gemacht wie heute, denn viele Soldaten waren erblindet aus den Feldzügen heimgekehrt.

Ich erinnere mich noch deutlich an Frau Melzer, meine allererste Lehrerin in der Grundschule. Sie war mit über 70 noch einmal für den Schuldienst reaktiviert worden, weil es unmittelbar nach dem Krieg kaum Lehrer gab. Als sie von meiner Sehschwäche erfuhr, verlor sie kein Wort darüber. Sie fand immer Zeit, mir die neuen Wörter mit ihrem Zeigefinger in die Hand zu buchstabieren, so dass ich nach und nach eine Vorstellung von der Schrift bekam. Wenn sie mich am Handgelenk packte und sagte: »Mach mal auf!«, wusste ich, dass ich ihr die Innenfläche meiner Hand entgegenhalten sollte. Dann schrieb sie den betreffenden Buchstaben mit dem Finger oder dem Zeigestock in meine Hand. Und sie hielt Renate, ein Nachbarskind, an, mir alle Wörter mehrmals vorzubuchstabieren und vorzulesen. Als Gegenleistung half ich Renate bei den Rechenaufgaben. Wie die meisten Sehbehinderten, konnte ich mir Abstraktes recht gut vorstellen.

Frau Melzer – sie bestand übrigens darauf, dass wir sie mit Fräulein ansprachen – war aus damaliger Sicht geradezu modern. Es gab so gut wie keine Schulbücher. Wo immer es sich anbot, begnügte sie sich nicht mit Beschreibungen oder Tafelzeichnungen, sondern brachte die verschiedensten Gegenstände in den Unterricht mit. Während die anderen die Objekte in ihre Hefte zeichneten und das zugehörige Wort danebenschrieben, durfte ich die Anschauungsobjekte in aller Ruhe anfassen, hin und her bewegen und manchmal auch daran riechen!

Da der Strom oft ausfiel, brauchten wir auf das Klingeln am Ende der Stunde nicht zu warten. Frau Melzer war in der zeitlichen Gestaltung des Unterrichts frei. Außerdem hatte sie eine recht genaue Vorstellung von unseren Lernmöglichkeiten. Der Unterricht war auf unsere individuellen Bedürfnisse zugeschnitten, und wenn wir das Tagespensum erarbeitet hatten, durften wir nach Hause gehen. Da ich auf Renate angewiesen war, bemühte ich mich sehr darum, ihr bei den Aufgaben zu helfen, die ihr schwerfielen.

»Also, David, meine Grundschullehrerin ist optimal auf jeden von uns eingegangen. Die Guten bekamen weiterführende Aufgaben, während sie sich mit den Schwächeren beschäftigt hat.«

»Da hast du viel Glück gehabt. In den ersten Jahren nach dem Krieg war auch nicht alles so reglementiert wie heute. Das war bei mir nicht anders. Unser Herr Lehmann, bereits hoch in den Siebzigern, war das Einfühlungsvermögen in Person. Aber heute …«

»Weißt du denn, was du werden willst?«

»Ja, schon seit über einem Jahr. Ich werde Psychologie studieren und später eine Praxis aufmachen. Ich habe mir schon die passende Uni ausgesucht.«
»Welche denn?«
»Ich möchte in Mainz studieren; ich habe mich sogar schon eingeschrieben.«
»Jetzt schon? Bis zum Abitur hast du doch noch Zeit.«
»Ja, aber sie haben auch in der Psychologie lange Wartezeiten.«

Endlich war der *Jailhouse Rock* dran. Zunächst kontrollierte David noch meine Bewegungen, dann rockten wir unabhängig voneinander vor uns hin. Ich war begeistert. Bald verlor ich, wie so oft, den Sinn für die passende Richtung und landete aus Versehen auf Davids Körper wie bei einer Umarmung. Und was tat David? Er ergriff mich sanft aber bestimmt an den Oberarmen und brachte mich auf Distanz. Ich murmelte etwas von Entschuldigung.

»Kein Problem. Das kann vorkommen!«, sagte David.

Noch bevor ich etwas erwidern konnte, hörten wir, wie die Wohnungstür aufgeschlossen wurde. Kurz darauf kam Davids Vater ins Zimmer.

»Hallo, Cecilia, schön, dass du mit nach oben gekommen bist.«
»Ja, David hat mir den Hüftschwung von Elvis beigebracht. Ich kann es jetzt schon ganz gut.«

»Na, fein, das ist wirklich lebenswichtig heutzutage!« Er lachte. »Dann lasst euch mal nicht stören. Ich muss noch einen Bericht schreiben.«

Wir unternahmen ein, zwei weitere Versuche mit dem *Teddy Bear*, aber irgendwie war die Luft raus. Schließlich verabschiedete ich mich, und David brachte mich nach unten bis vor seine Haustür.

Das Erlebnis beunruhigte mich. In den folgenden Tagen dachte ich häufig daran. Es war aber nicht etwa die verpasste Gelegenheit. Nein, es war etwas ganz anderes. Der eigentlich unbedeutende Vorgang brachte mich auf die Frage, die ich mir oft stellte: Wie sah ich aus? Wie wirkte mein Äußeres auf andere? War ich attraktiv? Danach habe ich alle immer wieder gefragt – meine Familie, unsere Bekannten, meine Freundinnen und Freunde. Sie beschrieben mich als groß, schlank, blond, mit grünen Augen. Das beantwortete aber nicht meine grundlegende Frage: Wie wirkte ich auf das andere Geschlecht? Zudem war mir klar, dass mich vermutlich keiner mit der Wahrheit konfrontiert hätte. Wer sagt schon einem fast blinden Mädchen, es sei nicht sonderlich attraktiv? War eine sehbehinderte Person nicht gestraft genug?

Ich dachte immer wieder darüber nach. Wie müsste ein Mädchen aussehen, das David gefallen würde, in das er sich verlieben könnte? Ich konnte es mir nur schwer vorstellen. Je länger ich darüber nachdachte, umso mehr wurde mir bewusst, dass ich noch nie etwas von einem Mädchen im Zusammenhang mit David gehört hatte.

Bei nächster Gelegenheit befragte ich Alina. Ich hielt meine Frage für sehr geschickt:

»Sag mal, kennst du Davids Freundin?«
»Wie meinst du das?«, gab Alina verdutzt zurück.
»Na, wenn er eine Freundin hat, dann kennst du sie doch sicher.«
»David hatte noch nie eine Freundin.«
»Was soll das heißen?«
»Kannst du dir das nicht denken?«, kam erneut eine Gegenfrage von Alina.
»Willst du etwa sagen, er hat mit Mädchen nichts am Hut?«
»Genau das. Hast du nicht bemerkt, dass David fast nur mit Jungen zusammen ist?«

Selbst wenn ich genauer darüber nachdachte, hatte ich das eigentlich nicht bemerkt. Wenn wir uns auf dem Schulhof begegneten, war es stets David, der auf mich zukam, um sich mit mir zu verplaudern. Wie hätte ich da bemerken sollen, dass er vorher nur mit männlichen Klassen- oder Schulkameraden zusammen war? Ich erklärte es Alina, die sich sofort entschuldigte:

»Wie dumm von mir! Entschuldige bitte. Aber wo wir schon beim Thema sind: Darf ich dich etwas fragen?«
»Na, klar.« Ich war gespannt.
»Wie merkst du denn, ob einer dir gefällt? Ich meine, als Mann.«

»Da gibt es viele Gründe. Zunächst einmal höre ich immer aufmerksam zu, was einer sagt und wie er es sagt.«
»OK, dann weißt du, ob er ein schlauer Kerl ist oder ein Dummschwätzer. Und weiter?«
»Das Wichtigste ist die Stimme. Hat sie einen Klang, der mich irgendwie anzieht, der bei mir eine Schwingung auslöst. Hinzu kommt die Atmung. Passt sie zu dem, was er sagt.«

Alina war wirklich die optimale Gesprächspartnerin für mich. Das zeigte auch ihre nächste Frage:

»Willst Du damit sagen, dass du recht bald merkst, ob einer lügt oder die Wahrheit sagt? Ob einer es ehrlich meint?«
»In etwa.«
»Darüber habe ich nie nachgedacht. Ich vermute, es gibt noch weitere Eigenschaften, für die einer eigentlich gar nichts kann, die aber für dich wichtig sind.«
»Ja, wichtig ist auch der Körpergeruch, genauer gesagt die Körperwärme, die einer ausstrahlt. Außerdem finde ich weiche Haare auf den Armen sehr erotisch.«
»Phantastisch!« Alina war angetan.
»Du darfst aber die Nachteile nicht vergessen: Ich weiß zunächst nie, wie alt einer ist und wie er aussieht.«
»Das braucht dich doch nicht zu stören. Das kriegst du mit der Zeit schon raus. Da brauchst du doch nur jemanden zu fragen. Mich zum Beispiel!«
»Danke. Ich komme auf dein Angebot zurück.«
»Das würde mich freuen. Vielleicht gefällt er mir ja auch.« Sie lachte.

3 Blind ist derjenige, der nicht sehen will

Ehe du das Licht sehen kannst,
musst du dich erst mit der Dunkelheit auseinandersetzen.

Dan Millman

Nach unserer Rückkehr aus Italien war die nächste Konsultation eines Augenchirurgen nur eine Frage der Zeit. Aber: Wollte ich mich tatsächlich einer solchen Operation unterziehen? Das habe ich mich immer wieder gefragt. Wie gesagt, hatte ich mich schon vor Jahrzehnten mit meiner starken Sehbehinderung abgefunden. Das bedeutete aber nicht, dass ich nichts vermisste. Darin unterschied ich mich von Saliya Kahawatte und Isaac Lidsky, die ihr Leben auch ohne Sehsinn als erfüllt ansehen. Je mehr ich darüber nachdachte, umso mehr legte ich mir Rechenschaft über gewisse Unzulänglichkeiten ab.

Vor allem zwei Bereiche kamen mir immer wieder in den Sinn. Zum einen wäre ich gern unabhängig von anderen Menschen gewesen. Obgleich alle, die mir halfen, sich die mögliche Belastung in keiner Weise anmerken ließen, hätte ich mir meine Zeit gern völlig unabhängig von anderen Menschen eingeteilt. So musste ich mich oft nach den zeitlichen Möglichkeiten meiner Helferinnen und Helfer richten. Zum anderen empfand ich die Kommunikation mit Freunden und Bekannten bisweilen als unzureichend. In Einzelgesprächen stellten sich die meisten hinreichend auf mich ein, das heißt, sie bemühten sich, ihre Gedanken klar und eindeutig zu formulieren. In Unterhaltungen im Freundes- oder Bekanntenkreis aber hatte ich oft Mühe, der Konversation zu folgen: Ich musste Stimmen zuordnen, Sprechpausen interpretieren und vor allem die einzelnen Aussagen deuten, ohne mich an Mimik und Gestik orientieren zu können. Ich war davon überzeugt, dass ich den Gesprächen besser folgen könnte, würde ich die einzelnen Sprecherinnen und Sprecher sehen.

Natürlich dachte ich auch über einen Fehlschlag des Eingriffs nach, fürchtete ihn aber nicht wirklich. Das umsichtige Verhalten des russischen Chirurgen hatte mir gezeigt, dass die Augenärzte, die das neue Verfahren erproben wollten, dies nicht leichtfertig taten, schon allein um nicht gleich zu Beginn negative Präzedenzfälle zu schaffen. Ob ich ohne das Zutun meines Mannes an eine entsprechende Operation gedacht hätte, weiß ich freilich nicht. Vermutlich hätte ich gar nicht so früh von den neuen Verfahren erfahren. Aber mein Mann hatte sicher recht: Warum sollte ich meine vier Sinne nicht um den Gesichtssinn erweitern? Ich beschloss also, es mit dem Sehen zu versuchen, sofern sich eine erfolgversprechende Möglichkeit bieten würde.

Die dringendste Frage, die sich mir in diesem Zusammenhang stellte, war vielmehr: Wie wäre es, wenn ich plötzlich sehen würde? Ich konnte mir kein Bild davon machen. Gern hätte ich mich mit anderen Betroffenen ausgetauscht, aber in meinem Umfeld gab es niemand, der mir etwas dazu hätte sagen können. Auch mein Augenarzt, den ich hin und wieder aufsuchte, blieb wortkarg. Zwar begrüßte er meine

Absicht, mich operieren zu lassen, hatte aber keine Erfahrungen aus erster Hand. In seiner Praxis gab es keinen Fall, der mit meinem vergleichbar war. Also befragte ich meinen Mann, der sich ja ausführlich informiert hatte.

»Ich stelle es mir ziemlich schwierig vor, plötzlich sehen zu können, wenn man gar nicht weiß, was Sehen bedeutet.«

Mein Mann wiegelte keineswegs ab, sondern sagte:

»Ja, es ist sicher eine der größten Herausforderungen, die es gibt. Ich habe viel darüber gelesen. Man braucht einen starken Willen und ziemlich viel Ausdauer, besonders am Anfang. Das Sehen muss man erst erlernen.«

Ich hakte nach:
»Und was ist, wenn es nicht klappt? Gibt es auch Patienten, für die das Sehen keine Bereicherung war, die am Sehen lernen gescheitert sind?«
»Ja, aber leider fehlen stichhaltige Belege aus neuerer Zeit. Es wird davon berichtet, dass etliche Menschen, denen man den Star gestochen hat, wie man früher sagte, mit dem Sehen nicht zurechtgekommen sind. Das mag zum Teil an den veralteten Operationsverfahren, aber auch an der mangelnden Betreuung nach dem Eingriff gelegen haben.«
»Und was ist mit ihnen geschehen? Sind sie wieder erblindet?«
»Nein, das nicht, jedenfalls soviel ich weiß. Einige haben sich aber das Leben genommen.«[19]
»Oh je«, rief ich bestürzt aus.

Aber mein Mann wusste mich zu beruhigen.
»Bei alledem musst zu bedenken, dass sie sich der Operation oft widerwillig oder zumindest gleichgültig unterzogen haben. Und sie waren sich nicht bewusst, dass man das Sehen lernen muss. Sie haben keinerlei Anstrengungen unternommen. Außerdem litten einige von ihnen schon vor dem Eingriff an schweren Krankheiten. Ich bin davon überzeugt, dass du es schaffst, wenn du dich von Anfang an nicht der Illusion hingibst, Sehen komme ganz von selbst. Man muss schon etwas dafür tun.«
»Wenn ich dich richtig verstanden habe, ist es auf alle Fälle sehr schwer, sich die optische Welt zu erobern.«
»Treffend gesagt! Aber ich werde dich bei der Eroberung unterstützen, wenn es soweit ist.«

Vielleicht fragen Sie jetzt: Braucht man nicht einfach nur die Augen aufzumachen und man sieht? Oder geht es um eine Art Dornröschenschlaf, aus dem man von einem Prinzen wachgeküsst wird? Da Dornröschen bekanntlich bis zum 15. Lebensjahr die Welt sehend erlebt hat, ging es nur darum, wie bei einer Art Zeitreise den Anschluss an das Hier und Jetzt zu finden. Auch das ist keine leichte Aufgabe, aber nicht mit den Anstrengungen zu vergleichen, die man auf sich nehmen muss, wenn man, von Geburt an blind, im Erwachsenenalter ans Sehen kommt.

Mein Mann hatte weitere Erklärungen parat:
»Es besteht ein Unterschied zwischen angeborener und erworbener Sehbehinderung. Es ist etwas ganz anderes, wenn

man sein ganzes Leben lang mehr oder weniger gut gesehen hat und dann im Alter nach und nach sein Augenlicht durch den Grauen Star oder eine andere altersbedingte Augenkrankheit einbüßt.«

»Heißt das, nach einer Staroperation brauchen solche Patienten das Sehen nicht neu zu lernen, weil sie in einen früheren positiven Zustand zurückkehren?«

»Genauso ist es.«

Nach einigen Jahren führten auch Ärzte in Deutschland vergleichbare Operationen durch, in der Regel mit gutem bis sehr gutem Erfolg. Ein Kollege hatte über seine Tochter – sie studierte Augenmedizin – von einer Klinik im Rheinland gehört, deren Chefarzt bereits einige stark Sehbehinderte und sogar Blinde erfolgreich operiert hatte. Inzwischen war er weit über den deutschsprachigen Raum hinaus bekannt. Wir suchten ihn auf, und er fasste einen Eingriff ins Auge. Obgleich ich bereits Ende vierzig war, brachte die Operation, die ich noch genauer schildern werde, den gewünschten Erfolg, auch weil die Netzhaut beider Augen intakt war.

Nach der erfolgreichen Operation beglückwünschten mich Freunde und Bekannte ohne Ausnahme. »Das muss ja wie ein Sechser im Lotto für Dich sein!« oder: »Jetzt fängt Ihr Leben erst richtig an.« Sie konnten sich einfach nicht vorstellen, wie schwierig es ist, das Sehen zu erlernen, wenn man von Geburt oder vom frühen Kindesalter an blind oder zumindest stark sehbehindert war. Sie hatten keine Ahnung von den Anstrengungen, die nötig waren, um optische Eindrücke einigermaßen sinnvoll zu verarbeiten. Der Hauptgrund für die

Schwierigkeiten besteht darin, dass Geburtsblinde oder stark Sehbehinderte nicht auf Erfahrungen zurückgreifen können, mit deren Hilfe Sehende die eingehenden visuellen Eindrücke verarbeiten. Der Augenblick, in dem die Pflegerinnen die Verbände von meinen Augen abnahmen, war dabei nur die erste Etappe auf meinem mühsamen Weg von der Dunkelheit zum Licht.

Jahre später schenkte mir ein Freund ein Buch mit dem Titel *Eine Anthropologin auf dem Mars.*[19] Der Autor ist der inzwischen verstorbene britische Neurologe Oliver Sacks, der in seinen zahlreichen populärwissenschaftlichen Büchern komplexe Krankheitsbilder beschreibt in der Absicht, die betreffenden Menschen nicht aus dem Blick zu verlieren und hinter jeder Erkrankung das individuelle Schicksal zu erkennen. Er nimmt weite Reisen in Kauf, um die Patientinnen und Patienten in ihrem häuslichen Umfeld zu erleben und mit ihnen auch privat zu interagieren. Sacks geht dabei aber nicht über die Rolle des einfühlsamen Betrachters hinaus. Schließlich ist er Arzt und folglich in erster Linie an Krankheitsbildern interessiert.

Mitte der 1990er Jahre berichtet Sacks, dass es in den letzten Jahrhunderten bis in die 1980er Jahre nur ca. ein Dutzend Menschen gegeben hat, die erst in vorgerücktem Alter durch eine erfolgreiche Operation von ihrer Blindheit befreit wurden oder besser: zum Sehen kamen. So schildert er in einer der sieben Episoden des genannten Buchs den Fall von Virgil, der im gleichen Jahr erfolgreich operiert wurde wie ich selbst, nämlich 1991.[20] Obgleich Virgil und ich zum Zeitpunkt der

Operation etwa gleichaltrig waren, verliefen unsere Geschichten höchst unterschiedlich.

Das liegt zum einen an der Ausgangssituation; Virgil war nicht nur stark sehbehindert, sondern galt als blind. Zudem hatte er zahlreiche schwere Vorerkrankungen. Vor allem aber stand er der Operation, zu der ihn seine Verlobte gedrängt hatte, gleichgültig, wenn nicht gar ablehnend gegenüber. Von sich aus unternahm er wenig, um aus dem neu erworbenen Gesichtssinn einen Nutzen zu ziehen. Er übte zwar, beispielsweise mit Spielzeug, um Objekte besser einordnen zu können. Man muss sich aber immer wieder mit den gleichen Wahrnehmungen in der Realität auseinandersetzen, bis das Gehirn den visuellen Input einigermaßen treffend interpretieren und ihm Bedeutung beimessen kann. Es scheint, als hätte das *Learning by doing* für Virgil eine enorme psychische Belastung dargestellt. Mir fiel es zwar auch schwer, dieselben Vorgänge – mit leichter Abwandlung – mehrmals zu wiederholen, aber es war zu schaffen, besonders, wenn ich Fortschritte erkennen konnte. Vor allem aber war ich mir darüber im Klaren, dass es um den Aufbau einer neuen Identität geht, will man nicht zu einem Blinden werden, der auch sehen kann. Letztlich entscheidend ist die psychische Disposition.[21]

Sacks ist in erster Linie an medizinischen und psychologischen Fakten interessiert; er fährt mit einem Kollegen zu Virgil, um ihn zu befragen und eine Reihe von Tests mit ihm durchzuführen. Meiner Ansicht nach ist die Bilanz, die er aus den in der Fachliteratur dargestellten Fällen zieht, zu negativ. Er geht immer wieder auf die Probleme der Patienten mit dem neuerworbenen Gesichtssinn ein. Möglicherweise wurden hauptsächlich die problematischen Fälle aufgezeichnet, denn dass es auch positive Entwicklungen gab, ist durch Alberto Valvo (1972) belegt: »Haben unsere Patienten erst einmal Sehschemata erworben, mit denen sie selbständig umgehen können, scheinen sie viel Freude am visuellen Lernen zu haben … und erleben eine Renaissance der Persönlichkeit … Sie beginnen über gänzlich neue Erfahrungsbereiche zu reflektieren.«[22]

Wie es mir nach und nach gelang, den Sehsinn aufzubauen und mit anderen Sinneserfahrungen in Einklang zu bringen, erfahren Sie im Folgenden anhand zahlreicher Einzelheiten, insbesondere solchen, die für eine adäquate Einschätzung des Gesichtssinns besonders relevant sind. Bisher bin ich meines Wissens die erste, die von diesen anstrengenden Lernprozessen einschließlich der Rückschläge, aber auch der kleinen und großen Erfolge aus erster Hand erzählt. Zwar gibt es zahlreiche Veröffentlichungen, die sich mit Blindheit in Sprache, Literatur und bildender Kunst auseinandersetzen, aber man kann sie nicht mit meinen Erfahrungen vergleichen. Hinzukommen die Schilderungen von Blinden selbst. Ähnlich wie Helen Keller berichten die meisten vom Umgang mit ihrer Blindheit.

Diese Berichte und Erzählungen lernte ich mit der Zeit kennen, denn als ich den fälligen Alphabetisierungskurs – auch dank der Umsicht meiner früheren Grundschullehrerin – relativ problemlos absolviert hatte, überhäuften mich

Freunde und Bekannte mit Büchern von Blinden und über Blindheit im weitesten Sinn.

Besonders beeindruckt hat mich die Schilderung des französischen Schriftstellers Jacques Lusseyran, der im Alter von acht Jahren erblindete. Dennoch schloss er sich während des Zweiten Weltkriegs der französischen Widerstandsbewegung an. Nach seiner Befreiung aus dem Konzentrationslager Buchenwald veröffentlichte er mehrere Bücher. Eine entfernte Verwandte hatte mir sein Buch *Das wiedergefundene Licht: Die Lebensgeschichte eines Blinden im französischen Widerstand* geschenkt.[23]

Nach und nach erhielt ich auch die literarischen Werke sehender Autorinnen und Autoren, wie *Das Land der Blinden* von Herbert George Wells vom Beginn des 20. Jahrhunderts[24] oder *Die Stadt der Blinden* von José Saramago aus den 1990er Jahren [25], in denen Blindheit hauptsächlich als Metapher verwendet wird. Keines dieser Bücher hat mich jedoch so beeindruckt wie das von Lusseyran. Wenn man selbst einmal mit Blindheit zu kämpfen hatte, kann man die Geschichte eines Blinden besonders gut nachempfinden.

Bisher gibt es, wie erwähnt, meines Wissens kein autobiographisches Werk, welches davon erzählt, wie mühsam, aber auch wie befriedigend und lohnend es ist, nach jahrzehntelanger Blindheit oder starker Sehbehinderung sehen zu lernen. Daran ändert auch das Buch *Blinder Galerist* von Johann König nichts.[26] Der Bericht, den König, Sohn des Kunstkenners und Museumsdirektors Kasper König, zusammen mit Daniel Schreiber verfasst hat, weist zwangsläufig Ähnlichkeiten mit den Schilderungen anderer blinder oder sehbehinderter Autorinnen und Autoren auf.

Sein Fall ist aber ganz anders gelagert. Als Johann König Anfang der 1990er Jahre durch einen Unfall beim Spielen mit einer Startschusspistole fast vollständig erblindet, ist er bereits zwölf Jahre alt. Bis zu diesem Zeitpunkt hatte er durch seinen Vater intensiven Kontakt zu visuellen Eindrücken: Kasper König nahm ihn schon als Kleinkind zu Ausstellungen und in die Museen, die er leitete, mit. Davon zeugt der über 30seitige Bildteil im Inneren des Buches. Zu Hause war Johann ebenfalls von Kunstkennern und vor allem von bekannten Malern und Bildhauern umgeben, welche die Familie König – auch Mutter Edda war sehr kunstinteressiert – regelmäßig besuchten. Johanns Gesichtssinn war also zum Zeitpunkt des Unfalls bereits recht gut ausgebildet.

In den beiden Jahren nach dem Unfall wurde Johann über 30mal operiert, bisweilen mit kleinen Erfolgen, die aber nie lange anhielten. Schließlich besuchte er die Deutsche Blindenstudienanstalt (BLISTA) in Marburg, wo es inzwischen möglich war, auch das Abitur zu machen. Das Leben im Internat mit anderen blinden Kindern und Jugendlichen stellte für ihn eine Bereicherung dar, konnte er dort doch über sein Leben – anders als zuhause – weitgehend selbst bestimmen. Als er einsehen muss, dass ihm eine Karriere als Künstler versagt bleiben wird, beschließt er, eine Galerie zu eröffnen.

Noch kurz vor seinem Abitur gründet er im Jahr 2002 eine Galerie namens *Johann König, Berlin*, die zunächst rote Zahlen schreibt, aber im Zeitraum von fünf Jahren zu einer der bedeutendsten internationalen Galerien für moderne Kunst aufsteigt. Nach unzähligen weiteren Operationen führt schließlich ein besonderes Verfahren der Hornhauttransplantation im Jahr 2007 zu einem beachtlichen Erfolg. Königs erlangt 30-40 % seiner Sehkraft zurück. Er schildert seine Freude und Erleichterung, hat aber keinerlei Schwierigkeiten mit der wiedererlangten Sehkraft. Im Vordergrund seines Buches stehen insgesamt Ausführungen zur modernen Kunst, dem Kunstbetrieb und insbesondere zu seiner beruflichen Tätigkeit als Galerist. Sie machen mehr als siebzig Prozent des Textes aus. Königs Botschaft lautet: Selbst mit solch gravierenden Einschränkungen kann man es schaffen! Er untermauert diese Aussage durch zahlreiche Zitate aus der neueren Literatur. Johann König ist kein blinder Galerist; er war blind als er seine Galerie gegründet und von 2002 bis 2007, dem Zeitpunkt seiner bisher erfolgreichsten Operation, mit einem Mitarbeiterteam geführt hat.

Vor mir hat also noch niemand geschildert, was das Erlernen des Sehens für die Einschätzung des Gesichtssinns und die Wahrnehmung eines jeden einzelnen bedeutet. Dass mir das Sehen lernen weitgehend geglückt ist, hängt sicher auch damit zusammen, dass ich nicht gänzlich blind war, sondern Hell und Dunkel unterscheiden und mich, wenn auch mit Mühe, orientieren konnte. Zum anderen wäre ich ohne das Einfühlungsvermögen und die Unterstützung meines Mannes nicht so weit gekommen. Außerdem war ich mir von vornherein der großen Anstrengungen weitgehend bewusst. Über die entsprechenden Lernprozesse berichtet zwar auch Oliver

Sacks am Beispiel von Virgil, aber aus zweiter Hand. Zudem nimmt Sacks, wie erwähnt, die Rolle des Beobachters ein. Er zeigt zwar großes Verständnis für Virgil, aber er lässt ihm, wie allen von ihm beschriebenen Patienten, keine psychologische Hilfe zuteilwerden.[27] Dabei hätte man längst – in Verbindung mit den Operationen – entsprechende psychotherapeutische Hilfen anbieten müssen.

4 Kommunikation dient dem Ich (Jens Wildenhain)

Jede Kommunikation hat einen Inhalts- und einen Beziehungsaspekt, wobei letzterer den ersten bestimmt.
Paul Watzlawick

Endlich war es soweit! Nach mehrmonatiger Wartezeit war der Tag der ersten Untersuchung bei dem erwähnten Augenchirurgen gekommen. Am Telefon hatte man uns erläutert, der Professor führe mit seinem Team zunächst die notwendigen Untersuchungen durch und entscheide dann, ob der Eingriff aus seiner Sicht sinnvoll und erfolgversprechend war. Danach begann die Wartezeit von neuem. Bei den meisten Patienten vergingen erneut mehrere Monate, bis sie endlich operiert wurden. Wie man sich leicht denken kann, waren diese Termine für mich von besonderer Bedeutung. Obgleich ich inzwischen verstanden hatte, dass Sehen lernen ein langwieriger Prozess war, malte ich mir die ersten Augenblicke nach der Operation immer wieder aus.

Während des Vorgesprächs und meines anschließenden Aufenthalts in der Klinik rückten auf einmal andere Aspekte in den Vordergrund. Manchmal fiebert man einem Ereignis entgegen und ist ausschließlich auf das Ergebnis fixiert. In der Rückschau machte ich mir bewusst, dass Ereignisse, und erst recht solche, die lebensverändernd sein können, selbstverständlich in einem Situationszusammenhang stattfinden, und dieser Kontext wird in hohem Maß von der Kommunikation bestimmt.

Bis zu meiner Augenoperation und natürlich auch danach habe ich zahlreiche Ärzte konsultiert, nicht nur Augenärzte. Was viele Patientinnen und Patienten im Kontakt mit Ärzten beklagen, trifft auf mich nicht zu. Es gab keine zeitlichen Einschränkungen bei den Gesprächen; die Ärzte hörten mir in aller Regel aufmerksam zu, und es entspann sich ein echter Dialog. Obgleich es sich um Gespräche zwischen Experten und einer Laiin handelte, trumpften die Ärzte nicht mit ihrem Fachwissen auf, sondern erläuterten mir die jeweiligen Zusammenhänge knapp und verständlich. Meine Fragen beantworteten sie in der Regel ohne Anzeichen von Ungeduld. Manchmal konnte ich sogar eigene Vorschläge einbringen. Das trifft nicht nur auf die Augenärzte zu, die ich im Laufe der Jahre konsultierte, sondern vor allem auch auf Ärzte für Allgemeinmedizin und andere Fachärzte.

Misst man die Kommunikation zwischen meinen Ärzten und mir an den inzwischen hinlänglich bekannten Empfehlungen, die von Ärztekammern und anderen Organisationen längst auch im Internet veröffentlicht werden, so würde ich die Gespräche als gut bis sehr gut bezeichnen.[28] Das bedeutet freilich nicht, dass die Kommunikation immer zu meiner Zufriedenheit verlief.

Während ich in Gesprächen und Unterhaltungen mit Menschen anderer Berufsgruppen nur selten eine Einengung auf das jeweilige Fachgebiet feststellen konnte, sind Ärzte bisweilen auf ihr Berufsfeld fixiert. Sie denken in medizinischen

Kategorien, gleichgütig, ob es um Sahnetorte oder Skateboarden geht. Dazu ein Beispiel: Während eines kurzen Krankenhausaufenthaltes erlebte ich eine Visite, an der ca. 10 Ärzte beteiligt waren. Da der Platz nicht ausreichte, setzte sich einer der Ärzte auf mein Bett. Sofort sagte meine Bettnachbarin: »Sie können sich doch nicht einfach zu ihr aufs Bett setzen!« Der Arzt verteidigte sich prompt: »Machen Sie sich keine Gedanken. Ich habe mir vorher die Hände desinfiziert.« Neben solchen amüsanten Begebenheiten gibt es freilich auch unüberlegte Äußerungen. Viele Ärzte bedenken nicht, welche Wirkung ihre Aussagen und Schilderungen bei ihren Patienten auslösen können.

Obwohl am Tag der ersten Konsultation ein Termin für vormittags um 11 Uhr vereinbart war, wurde ich erst gegen 19 Uhr zu einem persönlichen Gespräch mit dem Professor vorgelassen. Im Verlauf des Tages hatten Assistenzärzte die verschiedensten Untersuchungen durchgeführt. Ich sah in der langen Wartezeit keinen wirklichen Nachteil, denn ich wusste ja, was für mich auf dem Spiel stand: Würde der Professor, der ja als Kapazität auf seinem Gebiet galt, die Operation weiterhin befürworten und vor allem, würde er sie auch selbst ausführen? Auch mein Mann fasste sich in Geduld. Außerdem waren die Warteräume sehr komfortabel ausgestattet, und es ergaben sich interessante Gespräche mit anderen Patientinnen und Patienten aus dem In- und Ausland.

Als mein Mann und ich endlich im Sprechzimmer saßen, prüfte der Professor kurz die Akte, die inzwischen über meinen Fall angelegt worden war, und nahm anschließend selbst noch eine Untersuchung vor. Ich hörte, dass er sich freute, als hätte ich ihm ein Geschenk gemacht. Den Grund für seine Begeisterung erfuhren mein Mann und ich sogleich. In wenigen Wochen stand ein Augenärztekongress in Montreal bevor: »Sie sind wirklich ein besonderer Fall. Ich möchte Sie so schnell wie möglich operieren. Dann kann ich die Ergebnisse noch beim Kongress präsentieren. Am besten bleiben Sie gleich hier. Kaufen Sie sich eine Zahnbürste.« Selbstverständlich waren wir froh, dass mir die monatelange Wartezeit erspart blieb, aber der Hinweis, ich sei ein besonderer Fall, trug nicht gerade dazu bei, mich hoffnungsvoll zu stimmen.

Damit nicht genug: Offenbar wollte der Professor mir dann doch Mut machen, indem er von einer gelungenen Operation berichtete. Er erzählte von einem englischen Lord, der im vorgerückten Alter eine junge, blinde Frau geheiratet hatte. Sie wurde auf seine Kosten erfolgreich operiert. »Als sie sehen konnte, hat sie sich sofort scheiden lassen«, fügte der Professor hinzu. Nun war es an meinem Mann, tief durchzuatmen.

Zunächst war ich nicht besonders erfreut, dass ich das Zimmer mit einer anderen Patientin teilen sollte. Es handelte sich um eine freundliche ältere Dame, eine pensionierte Lehrerin. Sie war mir unaufdringlich dabei behilflich, mich im Zimmer einzurichten. Da ich so gut wie keine eigenen Sachen mitgebracht hatte – sie wurden mir problemlos von der Klinik zur Verfügung gestellt – ging es eigentlich weniger ums Einrichten, als vielmehr um die Orientierung. Die Mitpatientin war mir behilflich, mein Bett, den Schrank und das Badezimmer zu finden. Sie tat das sehr umsichtig und machte genaue

Angaben: »Dann fünf Schritte nach rechts und schon sind Sie vor dem Tisch, wo das Essen serviert wird.«

Am übernächsten Tag wurde ich nachmittags am rechten Auge operiert. Der Augenarzt in meiner Heimatstadt, zu dem ich seit Jahren engen Kontakt hielt, hatte mich auf die bevorstehende Operation mental vorbereitet. Er war auf das Ergebnis sehr gespannt, denn unter seinen Patientinnen und Patienten war ich, wie gesagt, die einzige mit einer solch schweren Sehbehinderung. Er hatte mir erklärt, dass solche Eingriffe bei lokaler Anästhesie durchgeführt werden, weil zwei Vollnarkosen in so kurzem zeitlichem Abstand nicht sinnvoll sind.

Die Operation selbst dauerte ca. 1 Stunde. Damals gab es die heute üblichen minimalinvasiven Techniken noch nicht. Der Chirurg fuhr mit einer entsprechenden Apparatur ins rechte Auge hinein, machte oberhalb der Iris einen Schnitt und zertrümmerte die vorhandene Linse per Ultraschall. Anschließend saugte er die Reste ab. Dann setzte er mit Hilfe der Apparatur die Ersatzlinsen ein. Bei den damaligen Implantationen wurden noch keine faltbaren Linsen verwendet, sondern starre Acrylglaslinsen, sogenannte Intraokularlinsen. Sie hatten je zwei elastische Bügel, die bei der Positionierung helfen sollten.

Während dieser Zeit war ich auf dem Operationstisch festgeschnallt, der eine Arm war an einen Blutdruckmesser, der andere an ein Infusionsgerät angeschlossen. Mein Kopf war in einer Halterung fixiert, die jegliche Bewegung verhindern sollte. Während des gesamten Eingriffs spürte ich nichts, konnte aber die einzelnen Schritte des Eingriffs aufgrund der

Erläuterungen des Professors mitverfolgen. Schließlich war alles überstanden, und ich wurde – mit einem entsprechenden Verband versehen – auf mein Zimmer gebracht.

Am nächsten Morgen entfernte eine Krankenschwester den Verband ganz unvermittelt. An der Zimmerdecke sah ich mehrere leuchtende, glänzende Gegenstände: Das müssen wohl die Lampen sein, dachte ich. Ich war enttäuscht, nicht etwa über mein Sehvermögen, sondern darüber, dass dieser für mich so bedeutsame Moment so unspektakulär verlaufen war. Ich sprach die Pflegerin darauf an. Sie reagierte amüsiert: »Wir können doch nicht jedes Mal eine Blaskapelle aufspielen lassen, wenn jemand erfolgreich operiert wird.«

Sehr viel mehr Verständnis zeigte meine Mitbewohnerin. Ich war versucht, im Badezimmer in den Spiegel zu sehen, aber sie hielt mich davon ab. Beim Gang ins Bad sah ich, dass sie ihn mit einem Handtuch abgedeckt hatte. Sie war, wie ich später feststellte, zu Recht der Meinung, die erste Begegnung mit dem eigenen Aussehen sollte erst dann erfolgen, wenn man sich bereits ans Sehen gewöhnt hatte und vor allem, wenn man auf beiden Augen sehen konnte. Dabei geht es nicht nur darum, überhaupt Gesichter zu erkennen und den eigenen Anblick zu verkraften. Ein Spiegelbild stellt für jemanden, der bis dahin so gut wie nichts gesehen hat, eine besondere Herausforderung dar. Ich habe lange gebraucht, bis ich damit zurechtkam, dass man die Dinge im Spiegel anders sieht als in der Realität. Ich verstand nun immer besser, warum mir das Klinikpersonal ein Zweibettzimmer empfohlen hatte. Ich sah alles dreimal, ohne sagen zu können, welches nun der eigentliche Gegenstand war. Daher verscheuchte meine Mitbewohnerin nicht nur die Wespen für mich, sondern sie half mir auch beim Essen. Es war gar nicht so einfach, mit der Gabel in die bereits in der Küche vorgeschnittenen Fleischstücke zu stechen, wenn man die Auswahl zwischen zwei Fakes und einem realen Fleischbrocken hat.

Bei den nachfolgenden Untersuchungen zeigte sich der Professor mit dem Ergebnis des Eingriffs sehr zufrieden. Die Operation am linken Auge setzte er für einen der nächsten Tage an. Ich sah dem Ganzen gelassen, aber auch gespannt entgegen. Wie würde es sein, wenn ich mit beiden Augen sehen konnte? Würden die Doppel- und Dreifachbilder verschwinden? Vor allem aber: Würde ich mir einen Reim auf die optische Welt und die mich umgebenden Personen und Gegenstände machen können? Bis zu diesem Zeitpunkt hätte ich meine Mitbewohnerin nicht beschreiben können; ich nahm sie vor allem dann wahr, wenn sie mit mir sprach. Alles andere versuchte ich mir durch Anfassen und Abtasten zu erschließen. Obgleich ich – auch durch meinen Mann – darauf vorbereitet war, dass das Erlernen des Sehens nicht einfach war, legte ich mir zum ersten Mal Rechenschaft darüber ab, welche Anstrengungen nötig sein würden, um mich in einer mir bisher verschlossenen Welt zurechtzufinden.

Am verabredeten Tag wurde ich auf die Operation am linken Auge vorbereitet. Als der Professor mit der Apparatur ins Auge fuhr, zuckte ich vor Schmerz zusammen. Ganz offensichtlich hatte die Anästhesie kaum gewirkt. Das war eigentlich nicht verwunderlich, denn mein linkes Auge war irgendwie verbauter als das rechte. Die Injektion erfolgte zudem nicht direkt ins Auge, sondern daneben und darum herum. Die Anästhesistin war ratlos. Der Professor schlug vor, die Apparatur wieder aus dem Auge zu entfernen und nachzuspritzen in der Hoffnung, das Betäubungsmittel würde dann auch den innersten Teil des Auges erreichen.

Ich bat den Professor, auf eine weitere Injektion zu verzichten und ohne Unterbrechung mit dem Eingriff fortzufahren. Ich hatte erwartet, dass er meine Entscheidung erleichtert zur Kenntnis nehmen würde. Er aber sagte: »Also, ich könnte das nicht aushalten.« Über diese Bemerkung wunderte ich mich, denn eigentlich war ich es von Ärzten gewohnt, dass sie Schmerzen und andere Misslichkeiten relativierten. Was wollte der Professor mir damit sagen? Meine Erwiderung ließ nicht lange auf sich warten: »Sie sind ja auch nicht ich!«

Meine energische Reaktion war dadurch begründet, dass ich einer ergänzenden Anästhesie skeptisch gegenüberstand, auch weil sich rund um die Einstiche am rechten Auge kleine Blutergüsse gebildet hatten. Außerdem konnten Bakterien ins Auge eindringen. Vor allem aber bestärkte mich der Erfolg der Operation am rechten Auge darin durchzuhalten. Zwar konnte ich zum damaligen Zeitpunkt mit dem gerade erst erworbenen Gesichtssinn noch nichts anfangen, aber ich wollte es auf alle Fälle versuchen.

Nach ca. einer Stunde der erhöhten Anspannung war es vorüber. Alle waren ziemlich aufgeregt, die Anästhesistin war untröstlich, die Assistenzärzte und die anwesenden Studierenden schienen irgendwie beeindruckt. Als ich in meinem

Zimmer gelandet war, erzählte ich meiner Mitbewohnerin von meinen Erlebnissen. Ihre Reaktion fiel ganz anderes aus als die des Professors: »Das tut sicher höllisch weh, aber das muss man halt wegen des Erfolgs in Kauf nehmen. Sie werden sehen, Sie werden dafür belohnt.«

Am Tag danach erfolgte das gleiche Prozedere wie beim rechten Auge. Als die Pflegerin den Verband abgenommen hatte, konnte ich mir die Bemerkung nicht verkneifen: »Ich weiß, dass sie nicht jedes Mal eine Blaskapelle bestellen können, wenn jemand erfolgreich operiert wurde.« Als ich nach und nach Objekte und Gesichter einigermaßen erkennen konnte, kam der entscheidende Moment: Ich ging ins Bad, entfernte das Handtuch vom Spiegel und betrachtete mein Spiegelbild. Es war keine wirkliche Überraschung. Was ich sah, entsprach in etwa den Beschreibungen meines Umfelds, und zwar insbesondere hinsichtlich der Farben. Mich irritierten andere Dinge: Ich sah zwar ein Gesicht, konnte aber die Dimensionen nur ungefähr einschätzen. Außerdem hatte ich Probleme mit den unterschiedlichen Perspektiven, wenn ich mich vor dem Spiegel bewegte. Aber das würde ich mit der Zeit schon lernen.

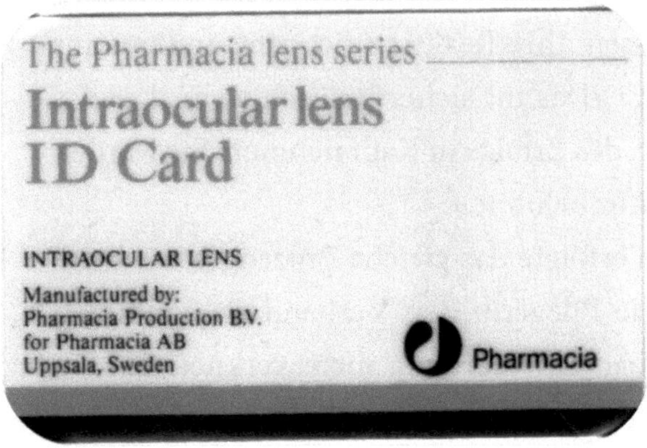

The Pharmacia lens series

Intraocular lens ID Card

INTRAOCULAR LENS

Manufactured by:
Pharmacia Production B.V.
for Pharmacia AB
Uppsala, Sweden

Pharmacia

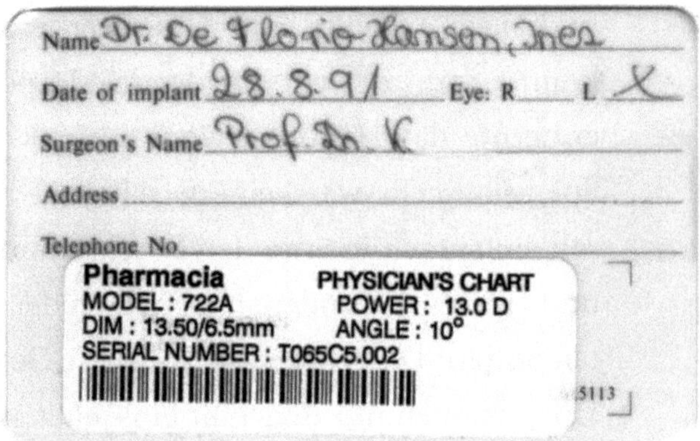

Name Dr. De Florio-Hansen, Inez

Date of implant 28.8.91 Eye: R ___ L X

Surgeon's Name Prof. Dr. K

Address

Telephone No.

Pharmacia PHYSICIAN'S CHART
MODEL : 722A POWER : 13.0 D
DIM : 13.50/6.5mm ANGLE : 10°
SERIAL NUMBER : T065C5.002

5113

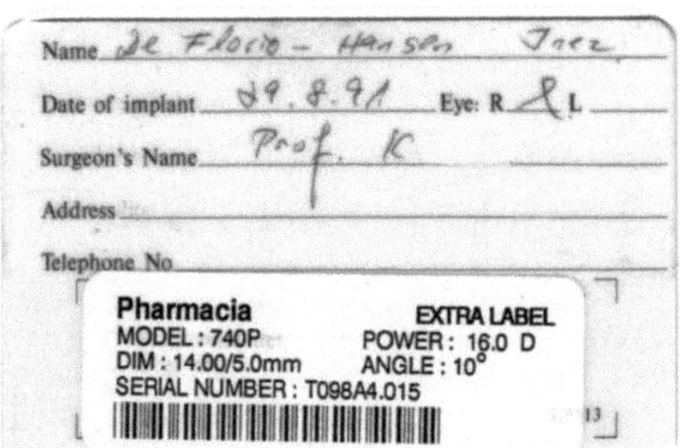

Name De Florio-Hansen Inez

Date of implant 29.8.91 Eye: R X L

Surgeon's Name Prof. K

Address

Telephone No

Pharmacia EXTRA LABEL
MODEL : 740P POWER : 16.0 D
DIM : 14.00/5.0mm ANGLE : 10°
SERIAL NUMBER : T098A4.015

5 Liebe auf den ersten Blick

Die Erfahrung lehrt uns, dass Liebe nicht darin besteht, dass man einander ansieht, sondern dass man gemeinsam in gleicher Richtung blickt.
Antoine de Saint-Exupéry

An den Tagen nach der Operation wurden zahlreiche Kontrolluntersuchungen durchgeführt, teilweise von den Assistenzärzten, hauptsächlich aber vom Professor selbst. Das Ergebnis schien seine Erwartungen sogar zu übertreffen. Ob das an dem umfänglichen Dossier lag, das er über mich für seinen Vortrag beim Kongress in Montreal angelegt hatte, oder daran, dass ich ohne Brille sehen konnte, war schwer zu sagen. Ganz offensichtlich hatte es während seiner mehrjährigen Tätigkeit noch keinen vergleichbaren Eingriff gegeben, bei dem die Patientin oder der Patient anschließend ganz ohne zusätzliche Sehhilfe ausgekommen wäre.

Von Anfang an hatte er mich darauf aufmerksam gemacht, dass ich mit großer Wahrscheinlichkeit eine Brille brauchen würde. Ähnliches hatte auch der Augenarzt in meiner Heimatstadt vermutet. In der Regel lag das nicht so sehr an der Stärke der implantierten Linsen. Die Klinik hatte eine ganze Palette von Intraokularlinsen zur Verfügung, aus denen der Chirurg noch während der Operation die passenden auswählen konnte. Die Schwierigkeit bestand vielmehr darin, dass der Operateur die kleinen Greifarme nicht auf den Zehntelmillimeter genau positionieren konnte. Ließ er die Linse los, konnte er ihre Drehung nicht mehr beeinflussen. Bei mir war die Positionierung ganz offensichtlich geglückt. Ich selbst wertete die Tatsache, dass ich zumindest vorerst keine Brille brauchte, als Belohnung für mein Durchhaltevermögen während der Operation. Hatte meine Mitbewohnerin nicht gesagt: »Sie werden sehen, Sie werden dafür belohnt?«

Die Zeit bis zu meiner Entlassung habe ich genutzt, um mir wenigstens ein grobes Bild von der optischen Welt um mich herum zu machen. Nach allem, was ich wusste, hielt ich es für sinnvoll, möglichst unverzüglich mit den Seh-Übungen zu beginnen. Bald zeigte sich, dass es meinem Gehirn an den notwendigen Informationen fehlte, die ich auf die anvisierten Objekte und Personen hätte anwenden können. Ich sah mir bestimmte Gegenstände, beispielsweise die Stühle im Wartezimmer, in Abständen immer wieder an. Anfänglich habe ich sie nicht wiedererkannt, obgleich ich ja wusste, dass es sich um dieselben Objekte handelte. Ich gab aber nicht auf, so frustrierend diese Erfahrungen auch waren. Schließlich erkannte ich nach und nach die Stühle wieder und konnte sie mit der Zeit sogar voneinander unterscheiden. Einmal kam einer der Ärzte am Wartezimmer vorbei und beobachtete mich bei meinem Tun.

»Das ist wirklich gut, dass Sie üben und dass Sie bereits jetzt damit angefangen haben. Die meisten Patienten sind von Anfang an viel zu passiv und wundern sich dann, dass es mit dem Sehen nicht klappt.«

»Kann das nicht auch daran liegen, dass niemand ihnen sagt, dass das Sehen nicht von selbst kommt, sondern man etwas dafür tun muss?«

»Sie haben völlig recht. Wenn wir aber den Patienten von vornherein sagen würden, welche Anstrengungen sie auf sich nehmen müssen, würden sich viele gegen eine Operation entscheiden. Das kann nicht in unserem Interesse sein.«

Daraufhin hätte ich ihn fragen können, ob er denn nichts vom teilweise tragischen Schicksal mancher Patienten wisse, aber ich ließ die Sache auf sich beruhen.

Es ging aber nicht nur um Anstrengung und Ausdauer beim wiederholten Hinsehen, sondern um mehr: Was konnte ich tun, um vor meinem Innern halbwegs realistische Vorstellungen von Gegenständen und erst recht von Personen entstehen zu lassen? Nichts sah so aus, wie ich es mir vorgestellt hatte. Meine inneren Bilder, wenn man es überhaupt so nennen konnte, entsprachen nicht der Realität oder vielmehr dem, was ich jetzt sah. Das fing schon, wie gesagt, bei einem simplen Stuhl im Wartezimmer an. In Momenten, in denen ich mich unbeobachtet fühlte, fasste ich die verschiedenen Sitzgelegenheiten an und bewegte sie hin und her. Das half mir, die Gegenstände zu identifizieren und nach und nach visuelle Vorstellungen aufzubauen.

Monate später kam ein Bekannter auf das Molyneux-Problem zu sprechen. Ich erinnerte mich dunkel, dass ich vor Jahren schon einmal davon gehört hatte. Ich hatte es aber nie mit meiner Fehlsichtigkeit in Verbindung gebracht, sondern als philosophisches Gedankenexperiment angesehen. Im Jahre 1688 fragte William Molyneux den Philosophen John Locke in einem Brief, ob ein von Geburt an Blinder, der durch günstige Umstände von seiner schweren Sehbehinderung befreit wird, in der Lage ist, einen Würfel von einer etwa gleichgroßen Kugel aus demselben Metall zu unterscheiden, ohne sie anzufassen.[29] Letztlich ging es um ein Problem der Wahrnehmung: Waren Gesichts- und Tastsinn von vornherein verbunden oder bildete sich die visuelle Wahrnehmung erst aus, wenn die Person vorher die entsprechenden Objekte durch Tasten identifiziert hatte?

In seiner 1693 veröffentlichen Schrift *An Essay Concerning Humane Understanding* verneint John Locke die Frage. Das tun auch die meisten Philosophen und Wissenschaftler, die sich bis ins 21. Jahrhundert mit dieser Frage beschäftigt haben: Erst nach einem Abtasten ist der ehemals Blinde in der Lage, Würfel und Kugel als solche zu erkennen. Das bedeutet freilich nicht, dass eine Person, die wie ich das Sehen erst lernte, immer auf den Tastsinn zurückgreifen musste. Beispielsweise konnte ich nach kürzester Zeit die verschiedenen Sitzgelegenheiten in den Warteräumen als solche erkennen und voneinander zu unterscheiden, auch ohne jeden einzelnen Stuhl zu betasten.

Ich war mir darüber im Klaren, dass ich Erfahrungswerte ausbilden musste, um den Sehsinn möglichst umfassend zu nutzen. Dennoch fragte ich mich, warum man dem Tastsinn nicht die Bedeutung beimaß, die ihm zukam. Aufgrund meiner Erlebnisse kam ich mehr und mehr zu der Überzeugung, dass der Gesichtssinn überbewertet wird. Es wäre für viele Menschen sicher ein Gewinn, würden sie die übrigen Sinne stärker in ihre Wahrnehmung einbeziehen. Meine Mitbewohnerin, der ich von meinen Erlebnissen berichtete, hielt es bereits für einen großen Fortschritt, dass ich bestimmte Stühle voneinander unterscheiden konnte. »Bald werden Sie auch Personen wiedererkennen. Das dauert gewiss nicht mehr lange.«

Meine Lernprozesse bezogen sich aber nicht nur auf das Erkennen und Wiederkennen von Gegenständen und Personen. Eines Morgens geschah etwas, das ich so nicht erwartet hätte: Auf dem Korridor begegnete ich einem Mann in einem wallenden Gewand; eigentlich waren es mehrere Stoffteile übereinander. Auch sein Kopf war mit einem bunten Tuch bedeckt. Als er näherkam, merkte ich an seinem Verhalten, dass wir uns schon einmal begegnet sein mussten. Und in der Tat sprach er mich an:

»Oh, nice to meet you. How are you doing?«

Da wusste ich, dass es sich um einen Araber aus Katar handelte, der seinen alten Vater zur Operation in die Augenklinik begleitet hatte. Ich war ihm vor Tagen im Warteraum begegnet, und wir hatten einige Zeit miteinander gesprochen.

»I'm quite fine.« Noch bevor ich mich nach seinem Befinden und vor allem dem seines Vaters erkundigen konnte, sagte er:

»I see, yes I see.«
»Oh yes. I see, I can see now.«

Leider konnten wir uns nicht weiter unterhalten, weil er in eines der Behandlungszimmer gerufen wurde.

Diese Begegnung war für mich von besonderer Bedeutung: Ich erkannte, dass es Sachverhalte gab, von denen ich nicht das Geringste wusste, obgleich alle in meinem Umfeld bemüht waren, mir Sachverhalte und Personen möglichst ausführlich und genau zu beschreiben. Ich hatte zwar gehört, dass Frauen in vielen arabischen und asiatischen Ländern eine Burka oder einen Schador tragen oder zumindest ihre Haare mit einem Schleier verhüllen. Dass Männer in arabischen und auch asiatischen Ländern ganz anders gekleidet waren als Männer im Westen, war mir neu. Warum hatte mir das niemand gesagt? Die Lösung war denkbar einfach: Viele Dinge werden nur thematisiert, wenn sie Fragen oder Probleme aufwerfen wie beispielsweise die Verschleierung von Frauen, die in westlichen Ländern leben. Ich richtete mich also auf weitere Überraschungen ein. Wenn ich es recht bedachte, war das keineswegs negativ, denn es gab für mich noch vieles zu entdecken.

Dann kam der Tag, an dem ich aus der Klinik entlassen wurde. Die Heimfahrt sollte tunlichst mit der Bahn erfolgen. Ruckartiges Anfahren oder scharfes Bremsen hätten den Erfolg der Operation in Frage stellen können. Also traf mein Mann mit dem Zug ein. Ich stand vor einem der Gebäude, in dem die Augenklinik untergebracht war, und sah das Taxi herankommen. Durch die Windschutzscheibe konnte ich meinen Mann bereits beim Bezahlen des Fahrers beobachten. Ich war nicht wirklich überrascht, im Gegenteil. Soweit ich mir ein Urteil erlauben konnte – bis dahin hatte ich ja kaum Vergleichsmöglichkeiten – sah mein Mann sehr gut aus.

Zumindest sah er in etwa so aus, wie ich es mir vorgestellt hatte. Das war eigentlich nicht verwunderlich, denn in unserer bereits zwanzigjährigen Ehe hatte ich ihn so ziemlich überall angefasst und konnte mir so ein ungefähres Bild machen. Ohne dass ich es mir erklären konnte, hatte ich offensichtlich im Laufe der Jahre meiner Sehbehinderung so etwas wie ein visuelles Vorstellungsvermögen ausgebildet. Das heißt freilich nicht, dass ich Marco auf der Straße erkannt hätte, wenn wir uns zufällig begegnet wären.

Nun also stieg mein Mann aus dem Taxi aus und kam auf mich zu. Obgleich ich bisher so gut wie keine Erfahrungen mit Mimik oder Gestik hatte sammeln können, deutete ich seinen Gesichtsausdruck als Unsicherheit. Er sah so aus, wie man es sich bei Schülern oder Studenten vor einer wichtigen Prüfung vorstellt. Oder besser: wie ich es mir vorstellte. Ich ging auf ihn zu, und wir fielen uns in die Arme. »Liebe auf den ersten Blick!«, sagte ich. Er lachte. Während der Umarmung bemerkte ich, dass er mein Lieblingshemd angezogen hatte. Ich hatte es immer gemocht, weil es sich so zart und weich anfühlte. Jetzt, wo ich es sehen konnte, fand ich es eher nichtssagend. Wir gingen noch einmal kurz nach drinnen, um uns zu verabschieden, und fuhren langsam mit dem Taxi zum Bahnhof.

In weiser Voraussicht hatte mein Mann eine seiner Sonnenbrillen mitgebracht. Daran hatte ich noch gar nicht gedacht. Es war Ende August, und die Fahrt am linken Rheinufer entlang bis nach Mainz, wo wir umsteigen mussten, lag in vollem Sonnenschein. Die Brille war aber auch aus einem anderen Grund sehr hilfreich; die besonders großen Gläser – schließlich war es eine Herrenbrille – verdeckten die blauen Flecken rund um meine Augen. Sonst hätte der eine oder andere Mitreisende womöglich gedacht, ich sei in eine Schlägerei geraten.

Die Fahrt war für mich sehr anstrengend. Mein Mann beschränkte sich darauf, mir die wichtigsten Sehenswürdigkeiten am rechten Rheinufer zu nennen: die Loreley, Rüdesheim und ja, Assmannshausen, wo wir unsere Hochzeit gefeiert hatten. Ich war erschlagen, so vielfältig waren die Eindrücke. Es war gut, dass wir mit der Bahn unterwegs waren und nicht mit dem Auto; so konnte sich mein Mann ganz mir widmen. Er hatte ein Abteil gesucht, wo wir einander gegenübersitzen konnten, so dass ich ihn immer im Blick hatte. Ich hätte nie gedacht, was man an einem Menschen alles während einer mehrstündigen Bahnfahrt entdecken kann. Von Zeit zu Zeit streckte ich meine Hand nach ihm aus; die Berührung vermittelte mir die Sicherheit, dass das mein Mann war, und dass das, was ich erlebte, kein Traum war, sondern Teil meiner neuen Realität. Hatte ich die mir die Welt so vorgestellt? Mit Sicherheit nicht! Mein Mann achtete darauf, dass ich mich nicht übernahm und dauernd aus dem Fenster schaute.

Jetzt hatte ich endlich Gelegenheit, meinem Mann von dem Traum zu erzählen, den ich in einer der Nächte zuvor gehabt hatte. »Was, Du hast geträumt! Ich meine, kannst du dich an Einzelheiten erinnern?«, fragte er ganz aufgeregt. Meine Träume waren vorher oft Gesprächsgegenstand gewesen. Die meisten Freunde und Bekannte wollten von mir wissen, ob ich überhaupt träumte und vor allem, was ich in meinen Träumen erlebte. Meine Antwort war unspektakulär. So wie alle Menschen, träumen auch Sehbehinderte und Blinde. Wie im realen Leben konnte ich auch im Traum nicht sehen, sondern machte mir die anderen Sinne und meine Vorstellungskraft zu Nutze. Die Szenen, die ich im Traum erlebte, versetzten mich meist irgendwie in Schrecken, und ich wachte irritiert auf.

»Wovon hast du denn geträumt?«, wollte mein Mann wissen. »Nun sag' schon!«
»Es war derselbe Traum, von dem ich dir schon früher erzählt habe. Irgendjemand war hinter mir her. Ich fühlte mich bedroht und rannte davon. Genau das Gleiche habe ich wieder geträumt.«
»War alles genauso wie vorher oder gab es Veränderungen?«
»Ja, etwas Entscheidendes war anders. Ich wurde von einem Mann verfolgt. Er hielt einen glänzenden Gegenstand in der Hand. Wieder fühlte ich mich bedroht und versuchte zu entkommen. Er holte mich jedoch ein. Als er die Hand öffnete, sah ich, dass es ein Schmuckstück und keine Waffe war.«
»Wirklich hochinteressant …«
»Ich glaube, dass ich jetzt endlich sehen konnte, dass der Mann gar keine Bedrohung darstellte.«
»Vermutlich ist es nicht ganz so einfach. Es hängt natürlich irgendwie mit dem Gesichtssinn zusammen. Da Blinde häufiger als sehende Menschen im realen Leben irgendwelchen Gefahren ausgesetzt sind, haben sie öfter Albträume.«[30]

»Willst du damit sagen, je besser ich mit der Zeit sehe, umso weniger werde ich von beängstigenden Träumen heimgesucht?«
»Ja, das wollte ich sagen. Ich habe es irgendwo gelesen, aber an die Prozentzahlen kann ich mich nicht mehr erinnern. Auf alle Fälle ist die Zahl der Albträume bei Geburtsblinden deutlich höher als bei sehenden Menschen.«

Schließlich ging es ans Umsteigen: Es war gut, dass man im Mainzer Bahnhof das Gleis wechseln konnte, ohne die Unterführung zu benutzen. Während der Fahrt stimmte mich mein Mann auf meine Geburtsstadt ein. Er hatte sich die Taxiroute vom Bahnhof zu unserer Wohnung genau überlegt, um mir einige wenige Stellen zu zeigen, die ich besonders mochte oder besser: gemocht hatte. Er erklärte mir, wo wir schon gesessen hatten und wo wir häufig zum Kaffeetrinken hingingen. Er war sich der Schwierigkeiten, die die Überfülle von Eindrücken mir machen musste, wohl bewusst. Er erklärte mir, dass die optische Welt ungeheuer vielfältig ist: nah und fern, Perspektiven, Farben, Veränderung der Lichtverhältnisse, aber er machte mir Mut. Mit der Zeit würde ich auch die optischen Eindrücke verarbeiten, mit denen ich vorher kaum oder gar nicht in Kontakt gekommen war. Deshalb stellte die Ansicht von Straßen, Plätzen und Häusern, mit denen ich besondere Erinnerungen verband, eine gute Einführung dar.
Als das Taxi an einer roten Ampel hielt, winkte uns eine Frau zu. »Das war Elsbeth Hartung«, sagte mein Mann. Bevor ich sie genauer in Augenschein nehmen konnte, verschwand sie aus unserem Blickfeld.

»Ich hatte mir Elsbeth ganz anders vorgestellt«, sagte ich.
»Und wie hast du sie dir vorgestellt?«
»Größer, schlanker, irgendwie dynamischer, nicht so zögerlich.«
»Sei nicht ungerecht«, erwiderte mein Mann, »sie hat ja nicht mit uns gerechnet. Ich habe nämlich absichtlich keinem erzählt, wann du aus der Klinik zurückkommst, damit du noch ein paar Tage Zeit hast, bevor der Ansturm losgeht.«

Da fiel mir ein, was der Professor mir mit auf den Weg gegeben hatte: »Einige Menschen, die Ihnen vorher sympathisch waren, werden es nicht mehr sein, wenn Sie sie sehen können. Bedenken Sie, dass Sie Ihre positiven wie negativen Eindrücke nicht am Aussehen Ihrer Freunde und Bekannten festgemacht haben, sondern an ganz anderen Dingen, hauptsächlich der Stimme und dem Körpergeruch.« Und er hatte mich ermahnt, mich am Anfang mit der Erkennung von Personen zurückzuhalten. Überhaupt sollte ich mir keine zu großen Hoffnungen machen, denn die Gesichtserkennung war höchst problematisch. Es sei einfacher, sich zunächst auf Gegenstände und Objekte zu konzentrieren. Es fiel mir nicht schwer, seinen Rat zu beherzigen, denn wir waren inzwischen vor unserem Haus, genauer gesagt vor unserer Wohnungstür, angekommen, und ich wollte unbedingt die Einrichtung inspizieren.

6 Lernen am Modell

Learning by doing: Was man lernen muss, um es zu tun, lernt man, indem man es tut.
Aristoteles

Erfahrung ist nicht das, was einem zustößt. Erfahrung ist das, was man aus dem macht, was einem zustößt.
Aldous Huxley

Während ich mit unserer Heimfahrt am Rhein entlang keine besonderen Erwartungen verbunden hatte, war ich auf unsere Wohnung sehr gespannt. Würde sie mir gefallen? Wie bei allem hatte ich mir durch Anfassen und Betasten im Lauf der Jahre einen ungefähren Eindruck verschafft. Irgendwann hatte ich während einer Unterhaltung aufgeschnappt, Parkettfußboden bestehe aus kleinen an- und ineinander gefügten quadratischen und rechteckigen Holzplättchen. Als die Besucher gegangen waren, habe ich mich auf den Boden gekniet und die Täfelchen zu ertasten versucht. Ähnliches habe ich dann mit den Fliesen in der Küche und im Bad gemacht. Dabei ist mir aufgefallen, dass das Parkett sich etwas wärmer anfühlte als die Fliesen. Daraus schloss ich, dass Holz die Wärme besser speichert als Stein. Oder erwärmte sich der Stein einfach nur langsamer? Wie bei vielen anderen Dingen bin ich der Sache nicht auf den Grund gegangen. Schließlich konnte ich meinen Mann oder Freunde und Bekannte nicht dauernd mit meinen Fragen löchern.

Wenn ich es genau bedachte, ging es jetzt gar nicht um Gefallen oder Nichtgefallen, denn ich hatte nie darüber nachgedacht, welche Art von Wohnung und welche Einrichtung mir gefallen könnten. Bereits während meiner Lernprozesse in der Klinik war mir aufgegangen, dass es nicht allein darauf ankam, mit den optischen Eindrücken zurechtzukommen, nämlich bestimmte Objekte wahrzunehmen, sie zuzuordnen und, wenn möglich, aus verschiedenen Perspektiven zu erkennen. Mit der schlichten Wahrnehmung war es freilich nicht getan. Darüber hinaus musste ich mir auch eine eigene ästhetische Welt erschließen. Das hatte ich deutlich im Zusammenhang mit dem Hemd meines Mannes bemerkt. Während ich es vorher sehr gemocht hatte, gefiel es mir nun gar nicht mehr. Aber vor der Ästhetik stand erst einmal die optische Wahrnehmung überhaupt. Es würde noch lange dauern, bis ich Dimensionen auch nur annähernd richtig einschätzen konnte. Zustatten kam mir, dass ich eher als Menschen, die schon immer Sehen konnten, bereit war, die Welt nicht als unumstößliche Realität anzusehen.

Jahre später las ich wissenschaftliche Studien, die meine Erfahrungen bestätigten.[31] Bei der Wahrnehmung geht es im Wesentlichen um zwei Prozesse, nämlich einerseits um die Kodierung des über die Sinne vermittelten Inputs und andererseits um den Abgleich mit den Konzepten und Erwartungen der wahrnehmenden Person. Die eingehenden Daten werden in einen elektrischen Kode verwandelt und ans Gehirn weitergeleitet, wodurch ein zusammenhängendes Bild der Umgebung und der Welt insgesamt entsteht. Zwischen den elektrischen Botschaften gibt es zunächst keine Unterschiede. Erst im Gehirn werden sie an die passenden Zentren weitergeleitet; letztlich ist dann der Ort der Signalverarbeitung entscheidend. Je nach Hirnregion, die die entsprechenden Signale empfängt und verarbeitet, entsteht ein anderes Sinneserlebnis.

Als wir schließlich vor der Wohnungstür standen, war ich mehr als gespannt, nämlich angespannt. Wie würde ich mich in einem so fundamentalen Bereich wie unserem Zuhause zurechtfinden? Mein Mann schloss die Tür auf und machte sofort das Licht im Korridor an. Ich schaute hinein und war wie erschlagen. Obgleich ich die Einrichtung kannte – eine Garderobe, eine Sitzbank und ein Abstelltischchen –, kam mir unserer Flur irgendwie vollgestellt vor. Beim Begehen merkte ich aber, dass zwischen den einzelnen Möbelstücken hinreichend Platz war. Und da war auch noch der große Spiegel! Besucher und besonders Besucherinnen hatten sich bei einem Blick in diesen Spiegel nicht selten positiv über ihr Erscheinungsbild geäußert. »Und da sagen die Leute immer, ich sei zu dick!« Eines Abends hatte mein Mann mir verraten, dass er den Spiegel absichtlich so angebracht hatte, dass die Betrachter ihr Spiegelbild leicht verzerrt sahen, freilich ohne es zu bemerken. Sie sollten nach einem reichhaltigen Essen bei uns gutgelaunt den Heimweg antreten. Einen Moment lang war ich versucht, meine gesamte Erscheinung im Spiegel zu betrachten, ließ es dann aber. Irgendwann später konnte mein Mann mir zeigen, was es mit der erfreulichen Verzerrung auf sich hatte.

Ich wollte sofort in mein Arbeitszimmer gehen, aber mein Mann hielt mich zurück. Stattdessen führte er mich ins Wohnzimmer. Auf dem Couchtisch lag so etwas wie ein größeres Papier mit zahlreichen Linien; meist waren es Rechtecke. Ich tippte mit dem Zeigefinger darauf. Das war Karton, hatte ich doch gelernt, dass Papier meist weiß und auf alle Fälle dünner war. Beim näheren Hinsehen stellte ich fest, dass die Linien mit einem breiten dunklen Stift von Hand eingezeichnet waren.

»Was ist das?«, fragte ich meinen Mann.
»Das ist ein Grundriss unserer Wohnung. Zwei Zentimeter entsprechen einem Meter in unserer Wohnung.«
»Dann sind die Linien also die Wände der einzelnen Räume.«

Ich betrachtete den Grundriss genauer. Zunächst versuchte ich, die einzelnen Räume zu bestimmen.

»Also, das ist der Korridor, und da geht es ins Schlafzimmer. Daneben sind Bad und Küche.«
»Ganz genau«, sagte mein Mann. »Ich habe diesen Grundriss gezeichnet, damit du dich besser zurechtfindest. Nach und nach kannst du selbst die wichtigsten Einrichtungsgegenstände einfügen.«

Einmal mehr wusste ich, dass mein Mann mich auf meinem Weg in die optische Welt unterstützen würde, wo er nur konnte. Nun schaute ich auf unsere beiden Arbeitszimmer. Zu meinem Erstaunen sah ich, dass mein Arbeitszimmer rechteckig war, während ich es vorher stets als quadratisch empfunden hatte.

»Mein Zimmer ist ja ein Rechteck, und ich habe immer gedacht, es sei lang wie breit.«
»Komm und überprüfe es einfach. Am besten zählst du die Schritte von der Tür bis zum Balkon, und dann vom Sessel bis zur Bücherwand.«

Und in der Tat war es deutlich länger als breit. Mich aber fesselte etwas ganz anderes. Ich schaute fasziniert auf die Bücherwand. Da standen sie nun, die vielen Bücher, aus denen mir Helferinnen und Helfer über die Jahre hinweg vorgelesen hatten. Zwar hatte ich bemerkt, dass die Buchrücken unterschiedlich gestaltet waren, manche mit Prägung, andere glatt. Was ich aber nie vermutet hätte, war die Tatsache, dass die Buchrücken bunt waren. Hatte die Farbe des Einbands etwas mit dem Inhalt zu tun? Sicher war das eine gute Gelegenheit, die Farben näher kennenzulernen. Bis dahin kannte ich nur gelb, rot und grün – woher schon? Von den Verkehrsampeln, und das vor allem wegen des Lichtscheins. Mit den Farben und vor allem den Buchrücken, nein, mit der gesamten Gestaltung des Einbands würde ich mich später beschäftigen.

Wenn ich nach Jahren an diese für mich entscheidenden Augenblicke zurückdachte, wollte ich stets wissen, wie andere Patienten mit diesen Erfahrungen umgegangen waren. In zahlreichen autobiographischen Texten – sowohl in Romanen als auch in Sachtexten – schilderten Blinde ihre Erfahrungen mit ihrer mehr oder weniger starken Sehbehinderung, wie beispielsweise der oben angeführte Saliya Kahawatte. Aus erster Hand gibt es aber bis heute keine Schilderungen von Blindgeborenen oder sehr früh Erblindeten über ihre Erlebnisse und ihre Schwierigkeiten nach einer erfolgreichen Augenoperation. Ich war also auf die wenigen Berichte von Dritten, meist Mediziner und Psychotherapeuten, angewiesen. Der wichtigste Bezugspunkt für mich war und ist Oliver Sacks, der Gelegenheit hatte, Virgil – ich habe ihn weiter oben bereits vorgestellt – einige Wochen nach dessen Operation zu beobachten und zu befragen.

Im Laufe der Jahre wurde mir bewusst, dass jeder Patient völlig unterschiedlich auf einen solchen operativen Eingriff reagiert. Eine erfolgreiche Blinddarmoperation löst bei den meisten die gleiche Erleichterung aus. Anders bei einer Augenoperation, durch die ein Blinder zum Sehen kommt. Selbstverständlich hatte ich nicht die Individualität jedes Einzelnen in Frage stellen wollen, ging aber davon aus, dass die Erfahrungen von Menschen, die das Sehen erst lernen müssen, ähnlich wie andere Lernprozesse verliefen. Das erwies sich als Irrtum, zeigt doch die Lektüre von Sacks und einer Auswahl seiner wissenschaftlichen Quellen[32], dass viele mit dem neu erworbenen Gesichtssinn große, wenn nicht sogar unüberwindliche Schwierigkeiten hatten. Andere hingegen arrangierten sich nach und nach mit dem Sehen. Einige wenige zogen großen Nutzen aus den neuen Sinneserfahrungen. Für sie galt das, was letztlich auch für mich wahr wurde: Nach und nach entwickelte ich die Identität einer Sehenden.

Die Ende der 1980er-Jahre vorliegenden Berichte – das Buch von Sacks ist erst 1995 erschienen – gaben in erster Linie Auskunft über medizinisch relevante Fragen: Wie alt waren die Patienten zum Zeitpunkt des Eingriffs? Waren sie tatsächlich blind geboren oder hatten sie ihr Sehvermögen erst als Jugendliche oder sogar später eingebüßt? Wodurch waren sie erblindet, durch eine Krankheit oder einen Unfall? Wie war ihr Gesundheitszustand zum Zeitpunkt der Operation? Was aber völlig fehlte, waren Hinweise auf das, was ich die psychische Ausgangssituation nennen möchte: Mit welcher Einstellung und welchen Erwartungen unterzogen sie sich dem Eingriff? Waren sie sich annähernd der Schwierigkeiten bewusst, die mit dem Erlernen des Sehens verbunden waren? Verfügten sie bereits über so etwas wie ein virtuelles visuelles Vorstellungsvermögen?

Trotz einer gewissen Ähnlichkeit gab es, wie bereits angedeutet, große Unterschiede zwischen den einzelnen Fällen: Vor allem war ich mir zum Zeitpunkt der Operation darüber im Klaren, dass es um einen komplizierten Lernprozess ging, der mir und meinem Umfeld, vor allem meinem Mann, große Anstrengungen abverlangen würde. Ich war auf die damit verbundenen Erlebnisse und Erfahrungen sehr gespannt. Und vor allem: Willenskraft und Ausdauer waren mir keineswegs fremd, denn ich hatte, obgleich ich nur wenig sah, beruflich das erreicht, was ich mir vorgenommen hatte.

Verwandte von Virgil hatten Oliver Sacks telefonisch konsultiert; dieser konnte den Patienten zusammen mit einem befreundeten Mediziner jedoch erst fünf Wochen nach der Operation aufsuchen. Virgil und seine Verlobte holten die beiden vom Flughafen ab. Sacks berichtet:

»Als wir das Haus erreichten, ging Virgil selbstständig ohne Stock auf die Vordertür zu, holte den Schlüssel hervor und schloss, wobei er den Griff umfasste, die Tür auf. Wir waren beeindruckt – er habe es anfänglich nicht hingekriegt, sagte er, und so habe er das Öffnen der Tür seit dem Tag nach der Operation geübt. Das Öffnen der Tür sei sein Paradestück, doch sonst empfinde er das Gehen ohne Stütze oder ohne Stock als ›beängstigend‹ und ›verwirrend‹, da er räumliche Verhältnisse und Entfernungen nicht richtig einschätzen könne.«[33]

Für mich ging es nicht um Üben in Form einer Konditionierung von Handlungen durch Versuch und Irrtum. Vielmehr war *Learning by doing* im besten Sinn dieser immer wieder erhobenen Forderung angezeigt. Es basiert wesentlich auf Einsicht und Reflexion.[34] Dabei ist das, was man sich angeeignet hat, nicht das Endergebnis, sondern der Ausgangspunkt für weitere Erkundungen. Ich war und bin überzeugt, dass bei (fast) allen Vorgängen und vor allem in einem so komplexen und vielfältigen Bereich wie dem Erlernen des Sehens die Vorläufigkeit der erprobten und erlernten Handlungen unbedingt berücksichtigt werden muss. Damit nicht genug, es ist auch ihre Übertragbarkeit zu bedenken. Mit anderen Worten: Das Gehirn ist keine *black box*, sondern maßgeblich an Denkprozessen und den damit verbundenen Gefühlen beteiligt. Die innere Repräsentation mit ihren physischen, psychologischen und emotionalen Anteilen und nicht zuletzt die Motivation sind ausschlaggebend.

Schon als ich noch nicht sehen konnte, habe ich immer herauszufinden versucht, warum meine Bemühungen wie das oben erwähnte Schwingen des Hula-Hoop-Reifens nicht zum Erfolg führten. Wenn mir eine Sache wichtig genug war und ich allein nicht weiterkam, wie beim Tanzschritt von Elvis, habe ich andere um Rat gefragt. So habe ich mir mit der Zeit die wichtigsten Vorgänge und Tätigkeiten, so gut wie möglich, angeeignet. Ich konnte unsere Wohnungstür folglich schon vor der Operation selbstständig aufschließen. Dabei verfuhr ich ähnlich wie Virgil. Ich lade jede Leserin und jeden Leser ein, es einmal mit geschlossenen Augen zu versuchen, die eigene Haus- oder Wohnungstür zu öffnen. Es kommt auf eine durchdachte Technik und deren zielgerichtete Umsetzung an. Jeder Schritt und jede Handlung waren für mich von Anfang an in weiterführende Lernprozesse eingebunden, die ich zu analysieren versuchte. Bereits in der Klinik hatte ich die unterschiedlichen räumlichen Verhältnisse erkundet, nur in Ausnahmefällen unter Zuhilfenahme des Tastsinns oder anderer Sinne. Dies setzte sich nun fort, als ich – auf den Rat meines Mannes – mein Arbeitszimmer vermaß. Und mein Mann kam dem dadurch entgegen, dass er kein fertiges Modell unserer Wohnung vorbereitet hatte, sondern es mir überließ, den Grundriss zu vervollständigen.

»Und nun?«, fragte mein Mann.

»Ich denke, ich erkunde als erstes das Badezimmer. Ich möchte schließlich möglichst bald ohne Hilfe zurechtkommen.«
»Ja, dann kannst du dir schon einmal deine Cremetöpfchen und Flaschen ansehen. Du wirst staunen.«

Mein Mann ging mir voran ins Bad und öffnete sogleich den kleinen Schrank links vom Waschbecken, in dem wir meine Kosmetika untergebracht hatten. Und in der Tat staunte ich nicht schlecht: Ich hätte niemals vermutet, dass ich so viele Pflegeprodukte benutzt hatte.

»Oh je, wie soll sich da einer zurechtfinden?«
Mein Mann lachte: »Also, ich bitte dich, du bist doch immer ganz gut klargekommen.«

Das war richtig. Bereits vor Jahren war mein Mann auf die Idee gekommen, die Pflegeprodukte in drei Kategorien einzuteilen: Gesichts-, Körper- und Haarpflege. Er hatte die Dosen, Tuben und Flaschen mit Aufklebern versehen: für die Gesichtspflege möglichst oben, für die Körperpflege unten und für die Haarpflege auf dem Verschluss der Flaschen oder Tuben.

»Ich kann die Aufkleber ja immer noch nutzen. Um vom Betasten loszukommen und möglichst nur die Augen zu benutzen, bemalen wir das gesamte Inventar einfach in drei Farben: rot, grün und gelb.«
»Das ist eine gute Idee. Wenn Du den Alphabetisierungskurs hinter dir hast, können wir die Hilfen nach und nach ganz

entfernen. Später kannst du lesen, was da sonst noch alles draufsteht.«

Ähnlich wie im Bad gingen wir in der Küche und in den anderen Räumen vor. Zum Glück war es einfacher, die verschiedenen Töpfe, Pfannen und sonstigen Küchengerate zu unterscheiden. Meine erste Erkundung unserer Wohnung endete damit, dass ich durch Begehen die Entfernungen zwischen den einzelnen Möbelstücken und sonstigen Gegenständen zu erfassen und zu messen versuchte. Irgendwie verspürte ich einen gewissen Ehrgeiz, den Grundriss möglichst bald zu vervollständigen: Lernen am Modell, Lernen durch Einsicht und Lernen durch Handeln!

7 Farben, Formen und optische Täuschungen

Blau ist das männliche Prinzip, herb und geistig. Gelb ist das weibliche Prinzip, heiter und sinnlich. Rot die Materie, schwer und brutal und stets die Farbe, die von den anderen Farben bekämpft werden muss.
Franz Marc

Angeregt durch die farbigen Buchrücken im Regal meines Arbeitszimmers, wollte ich an einem der folgenden Tage unbedingt meine Farbwahrnehmung testen. Welche Farben sah ich überhaupt? War ich in der Lage, Farben zu unterscheiden? Um Antworten auf diese und weitere Fragen zu finden, musste ich zunächst einmal lernen, die Farben zu benennen. Selbstverständlich hatte ich die meisten Bezeichnungen schon vorher gehört, verband damit aber allenfalls kulturelle Aspekte. So wusste ich, dass Männer in der Regel keine gelben, grünen oder roten Anzüge tragen, während diese Farben bei der Damenbekleidung durchaus üblich sind.

Meiner Überzeugung nach stellt die Farbwahrnehmung nicht nur bei der räumlichen Orientierung eine große Hilfe dar; Farben sind überhaupt eine wichtige Sehhilfe. Warum sonst fällt es uns in der Dämmerung und bei Dunkelheit schwer, uns zurechtzufinden? Eine andere Auffassung lässt der mehrfach zitierte Oliver Sacks anklingen. Im Rahmen seiner Fallgeschichten hat er sich auch mit den verschiedenen Formen der Farbenblindheit befasst und eine Art Reisebericht dazu verfasst.[35] Bereits als Kind von Inseln angezogen, ließ er sich vorübergehend auf der Insel Pohnpei, die zu Mikronesien gehört, als Arzt nieder. Diese Insel hat er auch deshalb gewählt, weil die (eingeborenen) Bewohner aufgrund eines genetischen Defekts von Geburt an farbenblind sind und er so Gelegenheit hatte, Erfahrungen aus erster Hand zu sammeln. Er hatte sich nämlich schon immer folgende Fragen gestellt:

»Wie mochte die Welt, so fragte ich mich, für jene aussehen, die total farbenblind geboren werden? Erscheint sie ihnen – da sie keinen Sinn dafür haben, dass ihnen etwas fehlt – möglicherweise genauso dicht und lebendig wie uns? Haben sie vielleicht sogar eine geschärfte Wahrnehmung von Tönung und Struktur, Bewegung und Tiefe entwickelt, so dass sie in einer Welt leben, die in mancher Hinsicht intensiver ist als unsere, in einer Welt gesteigerter Realität – einer Welt von der wir eine schwache Ahnung bekommen, wenn wir die Bilder großer Schwarzweißfotografen betrachten? Empfinden sie womöglich *uns* als merkwürdig, abgelenkt von trivialen oder unwichtigen Aspekten der Sehwelt und ohne rechtes Gespür für ihre visuelle Essenz?«[36]

Aus Sacks Überlegungen spricht die am Beispiel von Kahawatte, Lidsky und Holzer beschriebene Überzeugung, dass man einer Beeinträchtigung durchaus positive Aspekte abgewinnen kann. Vermutlich geht es farbenblind geborenen Menschen ähnlich wie Blinden generell. Sie haben sich mit ihren Einschränkungen arrangiert. Das gilt besonders für die Bewohner von Pohnpei, die so gut wie keine Vergleichsmöglichkeiten haben.

Während normalsichtige Menschen mit der Farbwahrnehmung vor allem ästhetische Reize verbinden – man denke nur an die Gemäldeserie der *Kathedrale von Rouen* von Claude Monet[37] –, besteht nach meinem Empfinden, wie gesagt, die vorrangige Funktion von Farben darin, dem Menschen das optimale Erkennen und die sichere Orientierung zu ermöglichen. Deshalb hielt ich es für sinnvoll, mich noch vor der Erkundung der näheren Umgebung in die Wahrnehmung von Farben zu vertiefen.

Von einem farbenblinden Kollegen hatte ich früher einmal gehört, dass es verschiedene Rezeptoren gibt, die Unterschiede in der spektralen Zusammensetzung des Lichts wahrnehmen. Auch im Biologieunterricht hatte ich von diesen visuellen Rezeptoren, den Stäbchen und den Zapfen, gehört. Während die Zapfen für das Sehen von Farben zuständig sind, dienen die Stäbchen zur Erkennung von Lichtreizen in der Dämmerung. Beide leiten die eingehenden Reize zur weiteren Verarbeitung an die Netzhaut und das Gehirn weiter. Daraus schloss ich, dass das Bewusstsein für Farben letztlich individuell konstruiert ist, ähnlich wie die Wahrnehmung anderer Dinge. Ist nicht zuletzt deshalb von Farbempfindung die Rede?

Da ich mich vor der Operation jahrzehntelang an Hell und Dunkel orientiert hatte, folgte ich zunächst der antiken Vorstellung, Weiß und Schwarz seien Farben und die Farbskala würde sich aus der Abstufung von Hell nach Dunkel ergeben. Dieser Fehlannahme, die noch bis ins 17. Jahrhundert vorherrschte, folgt auch Aristoteles in seinem Werk *De sensu*

(*Über die Sinne*). Nach ihrer Überwindung bildeten sich in den europäischen Sprachen aus der Fülle von unterscheidbaren Nuancen die Farbkategorien Violett, Blau, Grün, Gelb, Orange, Rot, Rosa und Braun heraus. Diese Bezeichnungen hatte ich über die Jahre hinweg immer wieder gehört; also wollte ich sie unbedingt unterscheiden lernen.

Noch bevor mein Mann entsprechende Muster vorbereiten konnte, besuchte uns eine befreundete Familie. Die beiden Söhne hatten für mich ein wunderbares Geschenk vorbereitet. Beide waren an Malerei sehr interessiert und hatten aus Bildbänden eine Reihe von Seiten farbig kopieren lassen. Ihre Devise lautete: Farben und Formen. Sie hatten an alles gedacht. Auf ein Zeichenblatt hatten sie mit Wasserfarben die aus ihrer Sicht wichtigsten Farben aufgemalt und die Bezeichnungen: Gelb, Blau, Grün, Rot, Braun daneben geschrieben. Sie wussten, dass ich noch nicht richtig lesen konnte, gingen aber davon aus, dass sich die Namen in der Verbindung Farbe – Schrift einprägen würden.

Sie legten eine der angefertigten Kopien zusammen mit dem Musterblatt vor mich hin. Es handelte sich, wie ich später erfuhr, um das Bild *Lebensfreude* des französischen Malers Robert Delaunay von 1930.[38] Sie erklärten ihre Wahl damit, dass der Maler vor allem runde Formen in kräftigen Farben verwendete. Und in der Tat war es nicht allzu schwierig, die einzelnen Farben anhand der Vorlage zu bestimmen. Später versuchte ich es auch ohne das Musterblatt und vor allem differenzierter hinsichtlich der Nuancen.

Das zweite Beispiel stammte von dem russischen Maler Kasimir Malewitch und trug den Titel *Suprematismus Nr. 56* aus dem Jahr 1916.[39] Ich weiß bis heute nicht, woher die beiden jungen Leute ihr beträchtliches Einfühlungsvermögen nahmen, denn schließlich hat man es ja nicht alle Tage mit einer Person zu tun, die das Sehen und somit auch die Unterscheidung von Farben erst lernen muss.

»Da können Sie weitere Farbnuancen sehen. Vor allem aber geht es hier darum, dass Malewitch im echten Wortsinn der abstrakten Malerei zuzurechnen ist; er verwendet nur einfache geometrische Formen«, sagte Frederik.
»Auch hier haben wir wieder ein Blatt mit Beispielen gezeichnet«, fügte Thomas hinzu. »Wir haben aber nicht nur Rechteck, Quadrat und Kreis vermerkt, sondern auch die Bezeichnungen eckig, rund, lang, spitz, dick und dünn hinzugefügt, damit Ihnen der Stoff nicht ausgeht.«

Ich war tief beeindruckt, und auch mein Mann kam aus dem Staunen nicht heraus, obgleich ihm die Fähigkeiten von Frederik und Thomas bekannt waren. Er hatte sie ein paar Mal in verschiedene Museen und Ausstellungen begleitet und mir immer wieder von ihrem Sachverstand und ihrer Empathiefähigkeit berichtet.

Damit nicht genug: Das dritte Beispiel, das Frederik und Thomas mir vorlegten, war ein Bild von Pierre-Auguste Renoir, nämlich *Der Nachmittag der Kinder in Wargemont* vom Ende des 19. Jahrhunderts.[40] Darauf sind die drei Töchter einer mit dem Maler befreundeten Familie im Salon ihres

Schlosses Wargemont zu sehen. Die Kleinen wirken ebenso entspannt wie die ältere Schwester. Nun förderte Thomas ein Blatt zu Tage, auf das er fünf kleine Quadrate aufgeklebt hatte. Dabei handelte es sich um Ausschnitte aus dem Bild. Ich sollte sie im Bild wiederfinden und auf diese Weise meine Beobachtung schulen.

»Wir haben die Ausschnitte mit Absicht aufgeklebt, damit Sie sie nicht einfach über die Bildoberfläche ziehen können, sondern die einzelnen Stellen tatsächlich wiedererkennen müssen.«

Nachdem ich mich vorher intensiv mit Farben beschäftigt hatte, fiel mir diese Zuordnung aufgrund der Farbwahl der einzelnen Ausschnitte recht leicht, zum einen waren es Ausschnitte aus der Kleidung der Mädchen, zum anderen eine Teilansicht des dargestellten Interieurs.

»Bravo!«, rief Thomas aus, und Frederik legte eine Mappe mit weiteren Kopien auf den Tisch.
»Die sind für später. Teilweise ist der Wirrwarr auch für Menschen, die schon immer gut gesehen haben, recht schwierig zu sortieren, beispielsweise *Die Kinderspiele* von Pieter Bruegel dem Älteren[41] Wenn Sie da ein paar Spiele identifizieren können, sind Sie schon eine Expertin im Sehen.«

Als die Gäste gegangen waren, brachte mir mein Mann ein Kaleidoskop, welches uns jemand geschenkt hatte, der nichts von meiner Sehbehinderung wusste.

»Schau mal hinein; die kleinen Glasobjekte sind bunt und fügen sich durch mehrfache Spiegelung zu einem Muster zusammen. Wenn Du das Kaleidoskop leicht drehst, entstehen nach und nach immer wieder neue farbige Muster.«

Obgleich ich mir keinen Reim auf die von meinem Mann angesprochene Spiegelung machen konnte, fand ich den Blick faszinierend. Das war wirklich ein schöner Abschluss meiner ersten Sitzung in Sachen Farben- und Formenlehre.

Aber das Kapitel *Farben und Formen* ging noch weiter. Im Folgenden lag das Schwergewicht auf der Bestimmung von Formen. Zu meiner Erleichterung stellte sich heraus, dass ich mit der Wahrnehmung von Formen keine Probleme hatte: Die der Schwerkraft folgende Tendenz, dass das was oben ist, nach unten tendiert und das was unten ist, als ruhend empfunden wird, galt auch für mich. Bei der Präferenz von rechts oder links orientierte sich mein Blick an der Richtung der Schreibschrift. Symmetrische Formen nahm ich als solche wahr. Auch mit der Unterscheidung von Gleichartigkeit und Verschiedenartigkeit hatte ich keine Schwierigkeiten. Rechtecke luden zum Verweilen ein.

»Du, jetzt weiß ich, warum die meisten Räume, in denen man sich aufhält, rechteckig sind wie mein Arbeitszimmer. Sie sollen Ruhe ausstrahlen.«
»Da hast du vollkommen recht«, erwiderte Marco verblüfft. »Daran habe ich noch gar nicht gedacht.«

An einem der folgenden Tage fragte ich meinen Mann:

»Sag mal, was ist eigentlich eine optische Täuschung? Rein sprachlich müsste der Begriff bedeuten, dass man etwas anderes sieht, als eigentlich abgebildet oder dargestellt wird. Die Leute reden häufig von Doppelbildern oder so ähnlich.«
»Es sind Illusionen, die dadurch entstehen, dass die visuelle Wahrnehmung in irgendeiner Form getäuscht wird. Es gibt ganz unterschiedliche Formen optischer Täuschungen. Sie können nahezu alle Aspekte des Sehens betreffen, beispielsweise die Wahrnehmung von Linien, Farben, Kontrasten oder auch Bewegungsillusionen. Ich glaube, in einem meiner Bücher sind ein paar Beispiele abgedruckt. Warte mal einen Moment.«

Nach kurzer Zeit kehrte er mit einem Buch zurück und zeigte mir mehrere Abbildungen sogenannter sich drehender Kreise.

»Und was dreht sich da?«, wollte ich wissen.
»Wenn man aus der richtigen Entfernung und mit der passenden Kopfhaltung auf die Kreise schaut, hat man den Eindruck, sie drehen sich.«
»Also, bei mir dreht sich nichts.«

Mein Mann versuchte es mit einer anderen Darstellung, bei der es darum ging, dass gerade Linien von den meisten Betrachtern aus den verschiedensten Gründen als schräg empfunden werden. Auch da musste ich passen. Mich verwirrten die vielen Linien und Quadrate, ohne dass ich die intendierten Illusionen zu fassen bekam.

Ganz anders verhielt es sich mit einem Elefanten:[42] Wenn ich vom Körper des Tiers nach unten schaute, hatte der Elefant vier Beine. Richtete ich den Blick aber zuerst auf die Beine, dann entstand eine gewisse Konfusion: Waren es nun vier oder fünf? Auch die Abbildung *Alte oder junge Frau?* erschloss sich mir je nach Augenbewegung.[43] Das mussten die Doppelbilder sein, von denen ich immer wieder gehört hatte. Was wollte ich mehr?

»Also, die figürlichen Täuschungen erkenne ich recht gut«, sagte ich zu Marco, »aber mit Kreisen und Linien komme ich nicht klar. Besten Dank!«

Als er das Buch beiseitelegen wollte, sah ich auf dem Einband eine Strichzeichnung; sie sollte wohl ein grinsendes Gesicht darstellen.

»Was ist denn das für eine Fratze? Die hast du doch nicht gezeichnet?«
»Nein«, erwiderte Marco, »natürlich nicht. Das war der Konrad. Das ist übrigens ein Smiley. Die werden normalerweise bei elektronischen Mitteilungen jeder Art verwendet, um bestimmte Gefühle wiederzugeben. Ich denke, sie sollen helfen, sich kurz zu fassen, denn der Platz ist online ja immer noch sehr beschränkt.«
»Und was bringt das? Was wollte Konrad dir damit sagen?«
»Auf alle Fälle etwas Positives. Wahrscheinlich, dass er das Buch gut findet.«

»Das ist aber ziemlich vage. Vielleicht freut er sich auch nur, dass du es ihm geliehen hast und er kein Geld dafür auszugeben brauchte.«
»Na, ja. Möglicherweise hätte er dann ein Symbol mit einem ablehnenden Gesichtsausdruck gewählt. Die gibt es nämlich auch.«
»Auch diese sogenannten Smileys sind erst einmal nichts für mich. Vielleicht später, wenn ich selbst einen PC habe.«

Damit war mein Ausflug in die Welt der optischen Täuschungen und Symbole beendet. Gab es im realen Leben nicht schon genug Täuschungen und Unklarheiten? Warum sollte ich mich mit künstlich herbeigeführten visuellen Illusionen aufhalten?

8 Eine Kreuzung ist eine Kreuzung ist eine Kreuzung

Vielleicht kennen Sie das auch: im Übergang von einem Zustand zum anderen herrscht vorübergehendes Chaos vor. Selbst wenn wir nur eine Schublade ausmisten, ist erst einmal ein chaotischer Zustand, bis wir alles wieder neu sortiert und auf eine höhere Ebene der Ordnung gebracht haben. Oder denken Sie an einen Umzug: Erst wenn wir das Chaos schrittweise beseitigen, können wir das Neue – den Neuanfang – richtig genießen. Auch bei anderen Entscheidungen lässt sich dieser vorübergehende Zustand des Chaos beobachten. Lassen wir uns davon nicht verwirren!

Carl Gustav Jung

Es klingelte. Ich öffnete die Wohnungstür. Noch bevor die Dame vor der Tür etwas sagen konnte, rief ich aus:

»Oh, Claudia, wie schön dich zu sehen! Wie bist du denn hereingekommen?«
»Die Haustür war gerade offen; irgendjemand wird beliefert und hat die Tür mit einem Holzkeil unterlegt.«

Claudia zeigte sich angenehm überrascht; sie hatte nicht damit gerechnet, dass ich sie sofort erkennen würde, denn ich hatte sie ja noch nie gesehen. Zudem hatte sie ihren Besuch nicht angekündigt.

»Und da hört man doch immer«, sagte sie, »dass es mit der Gesichtserkennung so eine Sache ist. Angeblich ist sie im Alter von 12-13 Jahren abgeschlossen und danach soll das Gehirn nicht mehr angemessen auf entsprechenden visuellen Input reagieren. Aber die Ausnahme bestätigt ja bekanntlich die Regel.«

Ich ließ sie auf dem Glauben. Mit ihrer Aussage zur Gesichtserkennung lag sie aber ganz richtig. Auch der Professor in der Klinik hatte mir ähnliches erklärt und mir daher geraten, mich am besten an markanten Merkmalen zu orientieren, nämlich der Haarfarbe, der Körperhaltung, der Kleidung – und der Stimme sowieso. In den folgenden Wochen habe ich es bei den zahlreichen Antrittsbesuchen immer wieder versucht, unsere Freunde und Bekannten an ihren Gesichtszügen zu erkennen. Das gelang mir zunächst allenfalls, wenn sie ein hervorstechendes Kennzeichen wie eine sehr lange Nase oder eine außerordentlich hohe Stirn hatten.

Im Laufe der Zeit musste ich mir eingestehen, dass mein Operateur, der ja schließlich aus Erfahrung sprach und entsprechende wissenschaftliche Studien kannte, recht hatte: Ich würde, was die Gesichtserkennung anging, keine allzu großen Fortschritte machen. Das hieß nicht, dass ich Einzelheiten eines Gesichts nicht sah oder die Mimik nicht ungefähr deuten konnte. Hätte mir aber jemand ein Foto von einem unserer Freunde und Bekannten vorgelegt, ohne es zu kommentieren, hätte ich die zugehörige Person nicht nennen können. Das Problem würde sich freilich erst später stellen. In den Monaten nach der Operation traf ich unsere Freunde und Bekannten im vertrauten Ambiente, war also auf den Anblick bestimmter Personen vorbereitet. Wie würde es erst sein, wenn ich ihnen zufällig auf der Straße begegnete?

Aber ich machte mir deswegen keine Sorgen. Ich hatte von vornherein nicht erwartet, dass ich sehen würde wie jemand, der sein ganzes Leben lang gesehen hat. Ich war mir darüber im Klaren, dass es Bereiche geben würde, in denen ich trotz einer positiven Entwicklung und meines anhaltenden *Learning by doing* an Grenzen stoßen würde, die man auch mit Ausdauer und Willenskraft nicht überwinden kann. Zudem hatte ich die Ratschläge des Professors so gedeutet, dass ich in solchen Fällen meine übrigen sehr gut ausgebildeten Sinne zu Hilfe nehmen sollte. Es war für mich kein Problem, unsere Freunde und Bekannten an ihrer Stimme und vor allem am Händedruck zu erkennen. Das hatte ich ja vorher auch getan. Bei manchen half mir auch der Körpergeruch weiter. Ich empfand es als Bereicherung, dass ich sie nun auch sehen konnte. Ich war nie auf den Gedanken gekommen, mich ausschließlich auf den neu erworbenen Sehsinn zu verlassen.

Woran also habe ich Claudia erkannt? Mein Mann hatte sie mir immer wieder als sehr modisch und extravagant gekleidet beschrieben. An diesem Tag trug sie eine mehrfarbige Lederjacke und eine dunkelgrüne Hose. Wie gut, dass ich mich mit Farben bereits auskannte! Und da war noch ihr unverwechselbares Parfüm, von dem sie wohl absichtlich immer etwas zu viel auftrug. Marco fand den Duft eher aufdringlich, ich fand ihn unverwechselbar.

»Wenn Du Lust hast, können wir ein bisschen herumfahren. Oder hast du Dir schon etwas anderes vorgenommen?«, unterbrach Claudia meine Gedanken.

»Ja, schon«, erwiderte ich, »da das Wetter heute gut und die Sicht klar ist, wollte ich vom Balkon herab die Kreuzung inspizieren und sehen, was sich da tut. Falls du morgen Zeit hast, könnten wir die Fahrt auf morgen verschieben, aber nur wenn es dir passt.«

»Morgen Nachmittag vielleicht?«

»Ja, wunderbar.«

Wie die meisten Freunde und Bekannten wusste auch Claudia um meine präzise Zeiteinteilung und meinen Ordnungssinn. Nicht nur, dass ich alles immer gleich aufräumte, ich hatte in der Regel eine genaue Tagesplanung. Was sich wie ein Vorzug oder eine positive Eigenschaft anhört, war in Wirklichkeit meiner früheren starken Sehbehinderung geschuldet. Hätte ich nicht alles immer wieder an dieselbe Stelle gelegt oder dahin, wo es hingehörte, hätte ich permanent Hilfe gebraucht. Ohne präzise Zeitplanung wäre ich stets irgendwohin zu spät gekommen oder hätte meine Begleitpersonen unnötig warten lassen. Es amüsierte Marco, dass er immer viel länger brauchte, um sich morgens fertig zu machen, während ich, gestiefelt und gespornt, auf der Bank im Korridor wartete.

Ich öffnete die Balkontür. Da wir im zweiten Stock wohnten und das Haus auf einer Anhöhe stand, hatte man einen guten Überblick über die unten befindlichen Straßen.

»Sag mal«, wollte Claudia wissen, »was verbindest du eigentlich mit dem Wort Kreuzung?«

Das war wirklich eine schwierige Frage. Es war klar, es ging um den Schnittpunkt von zwei oder auch mehreren sich kreuzenden Verkehrswegen. Da ich noch nie von oben auf eine Straßenkreuzung geschaut hatte, war diese Definition für mich eher abstrakt. Hingegen hatte ich immer wieder von Kreuzung im übertragenen Wortsinn gehört.

»Also für mich ist eine Kreuzung so etwas wie ein Scheideweg im Leben. Man muss eine Entscheidung treffen. Meist wird empfohlen, die schwierigere Lösung zu wählen. Den leichteren Weg einzuschlagen, gilt in der Regel als falsch.«

»Ja«, sagte Claudia. »Gerade im Englischen gibt es zahlreiche Redenarten, die unterstreichen, wie schwierig es ist, die passende Entscheidung zu treffen, wenn sich mehrere Möglichkeiten auftun. Die meisten plädieren in der Tat für den schwierigeren Weg.«

»Es gibt aber auch solche«, hielt ich ihr entgegen, »die Mut machen, zum Beispiel: eine Kreuzung ist keine Sackgasse. Der Schriftsteller Julien Green soll einmal gesagt haben, eine Bibliothek sei die Kreuzung aller Menschheitsträume.«

»Wirklich eine sehr passende Vorstellung. Vor allem weil beide Bedeutungen von Kreuzung eine Rolle zu spielen scheinen.«

»Du meinst, es überkreuzen sich bestimmte Sujets und Formen und …«

»Ja, und andrerseits werden Inhalt und Form in zwei oder mehr Werken gekreuzt und es entsteht aus der Mischung etwas Neues. Aber nun will ich dich nicht länger von der realen

Kreuzung abhalten. Du wirst sehen, mit der Form eines Kreuzes hat sie so gut wie nichts zu tun.«

Ich hatte mich aus mehreren Gründen für die Kreuzungs-Schau entschieden. Zum einen wollte ich das Lernen am Modell fortsetzen. Ich stellte mir den Blick aus dem zweiten Stock vom Balkon ähnlich lehrreich vor wie den Grundriss unserer Wohnung. Wenn ich erst einmal verstanden hatte, wie sich die einzelnen Straßen zueinander verhielten, würde ich mich später besser zurechtfinden. Zum anderen hatte ich so die Möglichkeit, das Verkehrsaufkommen zu berücksichtigen. Für den Anfang hatte ich den späteren Vormittag gewählt, nachdem der Berufsverkehr abgeebbt war. Am Nachmittag würde ich dann den Feierabendverkehr und das Verhalten der Fahrerinnen und Fahrer unter die Lupe nehmen.

Als ich mich auf den Balkon gesetzt hatte, kam ich, wie so oft in dieser Zeit, aus dem Staunen nicht heraus. Es ging gar nicht um eine Kreuzung – Claudia hatte vollkommen recht –, sondern vielmehr um eine Art Baum. Den Stamm bildete die Allee, die für ihre zahlreichen Geschäfte bekannt war. Es war also eine Art Einmündung. In Blickrichtung rechts mündeten drei größere Straßen in das, was ich den Stamm nannte. Zwei führten rechts und links an einem großen Park entlang, die dritte führte in ein Wohngebiet. Blickte ich geradeaus, sah ich eine weitere Straße, die ebenfalls auf die Allee führte, sie aber nicht kreuzte. Man könnte sie als weiteren Ast bezeichnen.

Bis dahin hatte ich die Geräusche und den Geruch weitgehend ausgeblendet, so sehr war ich mit dem Sehen beschäftigt. Nun endlich hatte ich eine Erklärung für die zahlreichen Unfälle, die sich vor unserem Haus ereigneten. Trotz des hohen Verkehrsaufkommens und der Unübersichtlichkeit der Kreuzung gab es keine Verkehrsampeln. Es galt nicht nur rechts vor links; vermutlich hatten die Fahrzeuge, die von der Allee, der Hauptstraße, abbiegen wollten, die Vorfahrt. Ich schaute also auf die Dächer der Autos – es waren zu dieser Uhrzeit nicht sehr viele – und beobachtete das Fahrverhalten. Ich wunderte mich nun nicht mehr über die quietschenden Bremsen der Autos, sondern darüber, dass es an dieser Stelle keine Ampeln gab. Wenn ich daran dachte, dass ich diese Kreuzung oft allein überquert hatte, wurde mir angst und bange. Wie bei anderen Gefahren auch, beispielsweise Schnee und Glatteis, die ich bisher ohne besondere Vorkommnisse gemeistert hatte, begannen die Schwierigkeiten erst, als ich sie sah. Wir waren jetzt im September, aber was sollte im Winter werden? Mit der zunehmenden Verarbeitung optischer Eindrücke war es mit dem früheren Zustand der Unschuld vorbei.

Später erzählte mir eine befreundete Malerin von Gerald Pirner, einem Fotografen, der im Erwachsenenalter durch eine tückische Netzhauterkrankung nach und nach erblindete. In einem seiner Essays schreibt er, dass Blinde eine Straßenkreuzung immer im Glauben überqueren, dass besondere Vorsicht geboten ist. Diesen Glauben dürfen sie seiner Ansicht nach ablegen, wenn sie sich in ihren eigenen Räumen bewegen; hier darf der Körper unkontrolliert den Schritt übernehmen.[44] An diesem Beispiel lässt sich der Unterschied zwischen einem Sehenden, der im Laufe der Zeit erblindet und einer blind geborenen Person aufzeigen. Solange Pirner sehen konnte, waren Kreuzungen für ihn kein unüberwindliches Hindernis. Vom Gesichtssinn dominiert, steht er vor dem Nichts, als er erblindet. In der Regel haben Menschen, die im Laufe des Erwachsenenalters blind werden, weit größere Schwierigkeiten als Geburtsblinde. Bei mir hingegen fingen die Schwierigkeiten an, als ich nach und nach sehen lernte: Erst jetzt legte ich mir Rechenschaft über die Gefahren ab, denen man an einer solch unübersichtlichen Kreuzung ausgesetzt war.

Wie würde es erst in der Hauptverkehrszeit am späteren Nachmittag sein, wenn die meisten möglichst rasch nach Hause wollten, um den Feierabend zu genießen? Als ich nachmittags mein Plätzchen auf dem Balkon wieder einnahm, empfand ich das hohe Verkehrsaufkommen wider Erwarten als Erleichterung. Wenn die Autos nicht standen, konnten sie lediglich Schritt fahren, und vor allem gab es jetzt viele Fußgänger, denen ich mich hätte anschließen können. Früher hatten sie, wenn sie meinen Blindenstock bemerkten, oft verbale Signale gegeben wie »So, jetzt mal los!« oder »Gehen Sie einfach hinter mir her.« Jetzt war ich auf mich selbst gestellt. Das hieß, wie in vielen anderen Zusammenhängen, ich musste es ausprobieren – und zwar unter wechselnden Bedingungen. Das bedeutete aber nicht, dass ich mich nicht auch weiterhin an anderen Fußgängern orientieren konnte.

»Na, wie steht's? Bist du weitergekommen?«, fragte Marco. Aufgrund der Verkehrsgeräusche hatte ich ihn gar nicht kommen hören.

»Ach, so oh la la. Ich habe festgestellt, dass mir die Orientierung leichter fällt, wenn viele unterwegs sind. Dann habe ich Bezugspunkte. Dann kann ich die Straße im Gefolge von anderen überqueren.«

»Ja, sicher, aber auf die Dauer wirst du lernen, dich auch allein zu orientieren, wenn es nötig ist. Außerdem fahren die Autos hier meist gar nicht so schnell.«

Wohl um mich aufzuheitern, sagte mein Mann: »Erinnerst du dich an den Roman von Saramago ›Die Stadt der Blinden‹?«

»Klar, du hast mir doch immer wieder einzelne Stellen daraus vorgelesen.«

»Dann kennst du auch sicher noch den Anfang, als der erste Mann plötzlich blind wird.«

»Ja, es bringt ihn jemand nach Hause, der kurz darauf selbst erblindet.«

»Weißt du noch, wo das war?«

»Nein, daran kann ich mich nicht erinnern. Ich weiß nur, dass er sagt ›Ich bin blind‹ als andere ihm zu Hilfe kommen.«

»Es war an einer Kreuzung, genauer gesagt, springt die Ampel auf Grün, er fährt aber nicht los, weil er plötzlich nichts mehr sehen kann.«

»An einer Kreuzung, sagst du …«

»Ja, an einer Kreuzung. Ich habe diesen Kunstgriff von Saramago immer bewundert. Wäre der Mann auf der Fahrt durch eine verlassene Straße plötzlich erblindet, hätte er wahrscheinlich die Kontrolle über seinen Wagen verloren und es wäre zu einem Unfall gekommen. So haben alle Umstehenden davon erfahren.«[45]

Ich warf einen letzten Blick auf den Verkehr vor unserem Haus.
»Ich bin auch an einer Kreuzung. Aber ich kann sehen!«

9 Die etwas andere Alphabetisierung

Wer A sagt, der muss nicht B sagen.
Er kann auch erkennen, dass A falsch war.
Bertolt Brecht

Nach der eingehenden Erkundung der Kreuzung vor unserem Haus – auch wenn nur von oben – war mein Wunsch immer größer geworden, unsere Straße näher kennenzulernen. Mit genauerem Kennenlernen meine ich, es sollte nicht bei einem kurzen Blick auf die einzelnen Häuser bleiben – meist herrschaftliche Bauten aus der zweiten Hälfte des 19. Jahrhundert, die die Weltkriege irgendwie überstanden hatten. Wie bereits angedeutet, standen rechts und links von der breiten Fahrbahn in regelmäßigen Abständen alte Bäume – Buchen wie ich später erfuhr. In fast jedem der ca. 80 Häuser waren Geschäfte, Restaurants und Arztpraxen untergebracht. Da auch der Gehsteig sehr breit war, konnte man vor den Cafés im Freien sitzen und die zahlreichen Touristen beobachten. Sie kamen vor allem, um die Auslagen der Antiquitätengeschäfte in Augenschein zu nehmen, für die meine Heimatstadt weit über die Grenzen hinaus bekannt war.

Selbstverständlich waren wir seit meiner Rückkehr aus der Klinik mehrmals unsere Straße entlanggefahren und -gegangen, hatten das eine oder andere Restaurant aufgesucht und auch einen Besuch bei unserer Bank gemacht, die sich genau am anderen Ende der Allee befand.

Um die Geduld meines Mannes nicht über Gebühr zu beanspruchen, hielt ich mich mit Detailfragen zurück. Ich hatte mir längst vorgenommen, unsere Straße irgendwann allein zu inspizieren und vor den einzelnen Gebäuden so lange zu verweilen, bis ich mir einen hinreichenden Eindruck verschafft hatte.

Sehr rasch war mir klar, dass die von mir geplante Besichtigung nur dann das erwartete Ergebnis haben würde, wenn ich die zahlreichen Schilder an den Häusern lesen konnte. Folglich wollte ich so rasch wie möglich Lesen und Schreiben lernen – am besten in einem Alphabetisierungskurs. Bis zu diesem Zeitpunkt konnte ich zwar einzelne Buchstaben und auch einige kurze Wörter erkennen. Es war aber kein wirkliches Lesen, sondern eher ein Erraten. Zudem hatten mich bis dahin andere Dingen in Atem gehalten: Die Umstellung von einer sequentiellen, ausschließlich an der Zeit orientierten Haltung, die für Blinde charakteristisch ist, hin zur räumlichen Orientierung der Sehenden war keineswegs einfach.

Als ich einer Bekannten davon erzählte, berichtete sie mir, dass an der Volkshochschule in der Nähe ihrer Wohnung verschiedene Alphabetisierungskurse stattfanden, manche sogar fünf Mal in der Woche vormittags. Das kam mir sehr entgegen, denn ein Abendkurs kam für mich nicht in Frage. Ich hatte nämlich inzwischen festgestellt, dass ich in der Dämmerung oder bei Dunkelheit weit größere Probleme hatte, mich allein zu orientieren, als vor der Operation. Außerdem wollte ich ja möglichst bald Lesen und Schreiben lernen. Die Bekannte bot mir an, einen passenden Kurs für mich auszusuchen und mich anzumelden. Gesagt, getan. Was ich ihr zu sagen vergaß: Bei der Anmeldung sollte sie auf keinen Fall meinen Doktortitel erwähnen. Was würde die Kursleiterin oder der Kursleiter sonst denken?

Als ich am festgelegten Tag den Kursraum betrat, wusste ich sofort, dass ich fehl am Platz war. Es handelte sich um einen Alphabetisierungskurs für Migrantinnen und Migranten. Ihre Ausgangsvoraussetzungen waren natürlich ganz andere als meine. Für alle war Deutsch eine Fremdsprache; manche hatten im Herkunftsland in ihrer Muttersprache Lesen und Schreiben gelernt; andere waren weitgehend Analphabeten. Es war also nicht verwunderlich, dass sie mich zunächst für die Kursleiterin hielten. Ich versuchte ihnen die Zusammenhänge mehr schlecht als recht zu erklären, begegnete aber meist ungläubigen Gesichtern. Da kam auch schon der Kursleiter, der meiner Bekannten nachdrücklich empfohlen worden war.

Als er beim Abgleich der Teilnehmerliste auf meinen Namen stieß, kam es zu einer Art Eklat: Wieso wollte sich eine Frau Doktor alphabetisieren lassen? Seine anfängliche Überzeugung, ich sei von der Verwaltung irrtümlich für seinen Kurs eingeschrieben worden, wich dem Verdacht, ich sei von der Leitung der VHS zu seiner Kontrolle bestellt worden. Es war nicht leicht, ihn von dieser falschen Vorstellung abzubringen. Nachdem ich ihm erklärt hatte – die Anwesenden waren mehr als verwundert –, warum ich am Kurs teilnehmen wollte, sagte er mir rundheraus, dass sein Kurs nicht das Richtige für mich sei. Es ging nämlich nicht nur um eine schrittweise, eher langsame Alphabetisierung, sondern auch um eine Einführung in das Leben in Deutschland. Ich nahm trotzdem an der ersten Veranstaltung teil, um mir Rechenschaft über meine Möglichkeiten abzulegen. In der Tat wusste ich nach einer Viertelstunde, dass es nicht das war, was ich erwartet hatte, nämlich das zügige Lesenlernen, orientiert an den Methoden, die in den damaligen Grundschulen üblich waren. Am Ende der ersten Veranstaltung kam der Kursleiter zu mir an den Tisch und gab mir einen Zettel mit einem Namen und einer Telefonnummer: Es handelte sich um eine Grundschullehrerin, die in Teilzeit arbeitete und sich gern etwas dazuverdienen wollte. Ich war froh, dass er sich inzwischen beruhigt hatte, und nahm mir vor, die Lehrerin gleich am folgenden Tag anzurufen.

Nach dem Kurs sprach mich eine ältere Teilnehmerin an, und zwar auf Italienisch, denn sie hatte aus meinem Doppelnamen geschlossen, dass ich irgendeine Beziehung zu Italien haben musste. Sie wollte Näheres über meine Sehbehinderung und vor allem die Operation wissen. Sie stammte aus einer Gegend in Norditalien, wo es während des Kriegs und unmittelbar danach zahlreiche Erblindungen gegeben hatte. Sie zeigte sich tief beeindruckt, dass ich es trotz der starken Sehbehinderung so weit gebracht hatte. Wie hatte ich das geschafft? Wie war ich mit den Diskriminierungen umgegangen, denen Blinde und Sehbehinderte ausgesetzt sind? Wer hatte mir geholfen?

Ich erläuterte ihr, dass blinde und sehbehinderte Personen in der unmittelbaren Nachkriegszeit so gut wie nicht diskriminiert wurden. Meine Lehrerinnen und Lehrer – meist mit blinden Kriegsheimkehrern vertraut – sowie meine Professorinnen und Professoren, alle aus der Vorkriegsgeneration, zeigten großes Verständnis. Die meisten fühlten sich verpflichtet, etwas für die Kriegsblinden zu tun, und davon profitierte auch ich. Ja, einige entwickelten sogar besonderen Ehrgeiz, mich zu unterstützen und mir zum Erfolg zu verhelfen. Außer Bekannten und Freunden lasen mir Mitstudierende in regelmäßigen Abständen vor. Letztere waren immer besonders gut vorbereitet: Sie hatten die wirklich relevanten Passagen angestrichen; so blieb mir viel Unwichtiges erspart. Auch die Hochschullehrer gaben mir bisweilen sachdienliche Hinweise: »Das sollten Sie sich einmal vorlesen lassen!« Referate hielt ich frei; Leistungsnachweise und meine Doktorarbeit diktierte ich nach und nach einer Schreibkraft. Besonders beeindruckend für mich war das Ende des Gesprächs mit der italienischstämmigen Kursteilnehmerin: Sie wünschte mir alles Gute auf dem beschwerlichen Weg, der bis zum angemessenen Sehen noch vor mir lag.

An einem der folgenden Tage kam die Lehrerin, die der Kursleiter mir empfohlen hatte, bei mir vorbei, nicht ohne eine ganze Tasche voll Material mitzubringen. Dann ging alles verhältnismäßig schnell. Mir war bereits klar, dass Buchstaben in Schrift übertragene Laute sind. Das hatte Frau Melzer, meine Grundschullehrerin, mir erklärt, als sie mir die einzelnen Buchstaben mit dem Finger in die Innenfläche meiner Hand schrieb. Während ich mich deutlich daran erinnern konnte, dass sie zunächst nur einzelne Buchstaben und erst viel später kurze Wörter eingeführt hatte, war es zu Beginn der 1990er-Jahre üblich, Laute vorzugeben und mit Hilfe einer Anlauttabelle anhand geeigneter Beispiele zu festigen und zu überprüfen.

An meine neue Lehrerin hatte ich vorher eine Frage. Frau Melzer hatte seinerzeit zuerst die Vokale eingeführt und dann die Konsonanten. Ich hatte damals nicht verstanden, warum sie bei den Konsonanten immer einen Vokal mitsprach: em, be, es, ef, während sie mir nur einen Buchstaben in die Hand schrieb. Ich dachte, der Ausdruck Konsonant bedeute, dass noch ein Vokal mittönt. Die neue Lehrerin, Frau Neubauer, erklärte mir, das sei zwar logisch gedacht, aber Vokale hätten ihren Namen daher, dass es im Mundraum nicht zu einer Obstruktion kommt, der Luftstrom treffe auf kein Hindernis. Ich probierte es sogleich aus: a, e, i, o, u. Das gelte auch bei Doppelvokalen, beispielsweise au, ei, eu, ergänzte Frau Neubauer. Bei den Konsonanten hingegen treffe der Luftstrom auf ein mehr oder weniger großes Hindernis. Sie verwies darauf, dass es vielfältige Unterscheidungen zwischen den einzelnen Konsonanten gab, mit denen wir uns nicht aufzuhalten brauchten. Sie holte eine Anlauttabelle aus ihrer Tasche – sie war für Kinder gedacht –, und zeigte mir die einzelnen Laute und aus ihnen zusammengesetzte Wörter: Hase, Butter, Auge, Stuhl, Birne.[46] Da neben den Wörtern eine Abbildung des betreffenden Wortes zu sehen war, also Anlautbilder, fiel es mir leicht, die Buchstaben zuzuordnen. Schon bald konnte ich die einzelnen Wörter fließend lesen.

Aber auch Frau Neubauer hatte eine Frage an mich: »Haben Sie eigentlich Braille gelernt?« Ich erklärte ihr, dass meine Familie dies aus verschiedenen Gründen nicht in Erwägung gezogen hatte. Zum einen hatten die Menschen in der unmittelbaren Nachkriegszeit andere Sorgen, zum anderen gab es in den 1950er-Jahren nur wenig Texte in Blindenschrift, zumindest keine, die sich für ein blindes Kind geeignet hätten. Da ich das einzige Kind in einer großen Familie war – die Geschwister meiner Eltern waren alle kinderlos – war immer irgendjemand da, der mir etwas vorlas und mir vor allem auch mein Umfeld ausführlich beschrieb. Die einzelnen Familienmitglieder wurden es nicht müde, auf meine unzähligen Fragen einzugehen. Oft erhielt ich auch differierende Antworten, je nachdem ob beispielsweise meine Großmutter oder ein Onkel etwas erläuterte. Das verhalf mir nach und nach zu der Einsicht, dass man die Welt so oder so sehen konnte und dass die Realität im Kopf des Betrachters entsteht. Jedenfalls führe ich es auch auf diese Erklärungen und Beschreibungen zurück, dass ich sehr früh bildhafte Vorstellungen entwickelte. Auch mein Mann sowie unsere Freunde und Bekannten glaubten an die Bedeutung von Sprache bei der Ausbildung visueller Vorstellungen.[47]

Was ich bis dahin nicht gewusst hatte: Es gab Groß- und Kleinbuchstaben. Ich erinnerte mich dunkel, dass meine Mitschülerinnen und Mitschüler Frau Melzer manchmal gefragt hatten: »Schreibt man das jetzt groß oder klein?« Da sie mir aber immer nur Großbuchstaben in die Hand buchstabierte hatte, war mir der Unterschied zwischen Groß- und

Kleinschreibung nicht bewusst. Jetzt erinnerte ich mich auch daran, dass ich öfter gehört hatte, das Englische sei insofern viel einfacher als Deutsch, weil außer dem Satzanfang und Eigennamen alles kleingeschrieben werde. Mit den Tücken der englischen Orthographie – der Buchstabe entspricht ja keineswegs immer demselben Laut – hatte ich später schwer zu kämpfen. Jetzt aber ging es zügig voran: Frau Neubauer ließ mich aus Lautkarten Wörter und kurze Sätze legen und sie laut vorlesen.

Sehr viel schwieriger war es für mich, mit der Schrift klarzukommen: Zum einen gab es die Druckschrift und dann die Schreibschrift. Das war mir nicht klar gewesen. Während ich mit gedruckten Texten bald keine großen Schwierigkeiten mehr hatte, stellten handgeschriebene Texte eine Hürde für mich dar. Mit Marcos ausgeschriebener Handschrift hatte ich große Probleme. Mir fiel ein, dass es bei Frau Melzer im Deutschunterricht Phasen gab, in denen ich meinen Gedanken nachhängen konnte, weil für meine Mitschülerinnen und Mitschüler Schönschreiben auf dem Stundenplan stand. Ich weiß, dass sie trotz Stöhnen vom Schönschreiben profitierten – nicht nur, dass ihre Schrift leserlicher wurde, sie prägten sich die Wörter und Sätze auch besser ein. Auch heute betonen Neurowissenschaftler, dass von Hand geschriebene Notizen besser im Gedächtnis haften, als Aufzeichnungen mit Hilfe der Computertastatur oder eines Touchscreens.[48]

Damit nicht genug: Womit ich überhaupt nicht gerechnet hatte, waren die Schwierigkeiten mit dem Schreiben selbst. Eigentlich war ich durch meinen gut entwickelten Tastsinn mit den Händen recht geschickt – aber Schreiben, das war eine ganz andere Dimension. Ich verbrachte viel Zeit damit, täglich ein bis zwei Stunden zu üben, habe aber bis heute noch keine ausgeschriebene Handschrift.

Als mir klar wurde, dass das Schreibenlernen viel länger dauern würde als erwartet, beschloss ich, meine Alphabetisierung beim Rundgang durch unsere Allee fortzusetzen. Lesen konnte ich inzwischen recht gut, und es blieb ja immer noch die Möglichkeit, die Buchstaben auf den Schildern in unbeobachteten Momenten abzutasten. Bei den Rundgängen mit meinem Mann hatte ich nämlich gesehen, dass die Schilder nicht nur ganz verschieden dimensioniert waren, sondern sich die Aufschriften stark voneinander unterschieden.

Kaum war ich vor dem ersten Haus in unserer Nähe angekommen, stellte ich fest, dass das Schild eines Cafés in Schreibschrift gehalten war, wohl um ihm eine persönliche Note zu geben. Die Namen der Ärzte waren meist in Blech- oder Eisenschilder eingeprägt und boten mir konkretes Anschauungsmaterial. Während ich vor dem Rundgang dran gedacht hatte, sie notfalls abzutasten, stellte ich fest, dass das nicht mehr nötig war: Ich konnte die mir hinreichend bekannten Namen sofort erkennen und auch die Sprechzeiten waren mir ja bereits geläufig.

Nun ging es an Einzelheiten: Ich betrat ein Café, in dem ich unzählige Male mit Marco gesessen hatte und ließ mir die Karte geben. Obgleich ich eigentlich nicht hungrig war, las ich sie aufmerksam durch und bestellte mir schließlich ein Stück Käsetorte und einen Caffè Latte.

Anschließend wollte ich unbedingt die Auslagen der Antiquitätengeschäfte näher betrachten. Was mich von anderen unterschied, war die Tatsache, dass ich immer noch recht lange brauchte, um optische Eindrücke zu verarbeiten. Andere Passantinnen und Passanten warfen einen raschen Blick auf die Schaufenster und wussten sofort, ob das Angebot des Geschäfts für sie interessant war oder nicht. Ich hingegen betrachtete Gegenstand um Gegenstand, Möbelstück um Möbelstück und las die zugehörigen Hinweisschilder, die meist die Epoche angaben. Preise waren kaum vermerkt, das war sicher eine Frage des Verhandelns.

Schließlich war ich bei unserer Bank angekommen, ging hinein, um Geld abzuheben, damals noch am Schalter; Geldautomaten waren erst im Kommen. Zu dieser Zeit war die Zweigstelle fast leer, und so erkundigte sich der Kassierer, der mich seit Jahren kannte, nach meiner Operation und beglückwünschte mich zu dem großen Erfolg. Schließlich trat ich auf der anderen Straßenseite den Rückweg nach Hause an, natürlich nicht ohne häufig stehenzubleiben, um die Schilder und Auslagen näher zu betrachten. Darüber, wieviel Zeit ich für diesen Rundgang gebraucht hatte, legte ich mir erst Rechenschaft ab, als ich wieder zu Hause angekommen war. Marco hatte sich wegen meines langen Ausbleibens schon Sorgen gemacht. Er verstand mich aber sogleich, als ich ihm erklärte: »So eine Alphabetisierung braucht eben Zeit!«

10 Verhüllungskünstler

charakterkleid

leute
machen kleider

kleider
machen leute

menschen
machen kleider

machen kleider
menschen?
Markus Prem

»Heute gehe ich bestimmt«, sagte ich mir eines morgens, nachdem ich den Gang in die Stadt immer wieder verschoben hatte. Ich wollte mir eine Strickjacke kaufen und noch ein paar andere Dinge erledigen.

Bis zu diesem Zeitpunkt hatte Marco die Kleidung für mich ausgesucht; manchmal sogar ohne dass ich dabei war. Inzwischen hatte ich bemerkt, dass ich wirklich schlank war, sogar ohne den Trick-Spiegel in unserem Korridor. Um hinter die von meinem Mann beabsichtigte »Verschlankung« zu kommen, hatte ich mich mehrmals abwechselnd im Spiegel auf dem Flur und den verspiegelten Türen unseres Kleiderschranks betrachtet: Ich konnte keinen Unterschied feststellen. Ich sprach mit Marco darüber, auch er hatte keine Erklärung dafür. Nach und nach kam ich zu der Überzeugung, dass es daran lag, dass ich so schlank war. Vermutlich war der Unterschied bei korpulenteren Damen größer. Oder sie nahmen eine andere Position ein. Ich zerbrach mir aber darüber nicht weiter den Kopf. Die Hauptsache war, dass ich meine Kleidergröße, nämlich 36 bis 38, kannte und die Strickjacke entsprechend aussuchen konnte.

In den vergangenen Monaten hatte ich fast meine gesamte Kleidung probiert; alles gefiel mir sehr gut. Nun wusste ich, warum viele mein elegantes Aussehen lobten. Ich hatte die Komplimente stets an meinen Mann weitergegeben: »Das musst du Marco sagen, denn er sucht alles für mich aus.« Einige meiner Freundinnen und Freunde ließen sich daraufhin von ihm bei der Anschaffung neuer Kleidungsstücke beraten. Zu meiner besseren Orientierung hatte mein Mann in den Kleider- und Wäscheschränken alles immer nach einem bestimmten System angeordnet, sodass ich stets wusste, um welches Kleidungsstück es sich beispielsweise bei Nummer drei handelte. Inzwischen hatte er von den wichtigsten Teilen Farbfotos gemacht und sie innen an den Schranktüren befestigt – natürlich in der ursprünglichen Reihenfolge.

Warum erzähle ich das alles? Später habe ich Berichten über Blinde und stark Sehbehinderte, die durch eine Operation in relativ vorgerückten Alter mit dem Sehen konfrontiert waren, entnommen, dass ihre Partnerinnen – die vorhandenen Dokumente beziehen sich vornehmlich auf Männer – sie im besten Fall zu nichts gedrängt haben. Sie haben sie aber auch nicht angehalten, es immer wieder mit dem nämlichen Sehvorgang zu versuchen. In keinem Fall haben sie irgendwelche Hilfen angefertigt, so wie Marco es mit den Fotos meiner Garderobe oder schon vorher mit dem Grundriss unserer Wohnung getan hatte.

Nun also wollte ich es allein versuchen, auch um zu zeigen, dass ich von Marcos gutem Geschmack nicht nur profitiert, sondern auch gelernt hatte. Ich musste vor allem aufpassen, dass ich keine zu grellen Farben wählte und die neue Strickjacke zu auffällig ausfiel. Bei Kosmetika oder besser bei Artikeln für mein Makeup hatte ich mehrmals unpassende Farben gewählt. Ich ging schon seit Jahren zu derselben Kosmetikerin, die mir Wimpern und Augenbrauen färbte; das Makeup hatte ich früher jeden Tag selbstständig aufgetragen und Marco hatte ihm den letzten Schliff gegeben. Nun hatte ich mich bei der Auswahl eines Lippenstiftes mehrmals vertan, obgleich mich die Kosmetikerin auf meinen Fehlgriff aufmerksam gemacht hatte. Ihre Aussage: »Wir wollen doch nicht aussehen wie ein Kolibri« hätte mir zu denken geben müssen. Zuhause stellte ich dann fest, dass die Farbe des Stifts in keiner Weise zu meinem sonstigen Erscheinungsbild passte. Marco nahm es mit Humor: »Du hättest Frau Schmidhuber vertrauen sollen; ihr kennt euch doch schon so lange.«

Für den Kauf der Jacke hatte ich mir ein größeres Bekleidungsgeschäft ausgesucht in der Annahme, dass die Auswahl dort größer sei. Schon allein die Suche nach der richtigen Abteilung glich einer Expedition; auch die Tische, auf denen die verschiedensten Artikel ausgelegt waren, halfen mir nicht weiter, sie verwirrten mich nur. Später habe ich herausgefunden, dass viele Kleidungsstücke nach Marken oder Herstellern präsentiert werden, weil dies offenbar den Präferenzen der Kunden und Kundinnen entgegenkommt. Ich hielt Ausschau nach einer Verkäuferin oder einem Verkäufer, denn ich würde die passende Jacke nur schwer finden. Ich brauchte Beratung. Ich hätte Marco bitten sollen, mich zu begleiten.

Während ich mich umsah, bemerkte ich auf einmal – über einige Kleiderständer hinweg – eine Person, die ich für eine Verkäuferin hielt. Ich hob den Arm, um sie herbeizuwinken; sie tat das Gleiche. Das fand ich impertinent und wollte sie zur Rede stellen. Als ich auf sie zuging, stellte ich fest – ich war es selbst. Die gegenüberliegende Wand war verspiegelt. Mir war schlicht das passiert, was auch – so berichtet Beau Lotto in seiner Untersuchung *Anders sehen* – vielen Menschen passiert, die immer gesehen haben und das Sehen nicht erst lernen mussten. Vor kurzem las ich von einem Vorfall, den die US-amerikanische Bestsellerautorin Jennifer Eberhardt in ihrem neuen Buch *Biased* (dtsch. voreingenommen) schildert.[49] Ein farbiger Polizist wird eher zufällig auf einen farbigen Passanten aufmerksam. Er beobachtet ihn, so erzählt er selbst J. Eberhardt, obgleich der Mann keinen Grund dafür liefert. Schließlich verfolgt er ihn einige Zeit von der gegenüberliegenden Straßenseite aus, um schließlich festzustellen, dass er sich selbst observiert hat: Der Passant war in einem Haus verschwunden, dessen Vorderfront vollkommen verglast war. Im Vergleich dazu war ich ein geradezu harmloser Fall!

Ich ging anschließend in eine Boutique, die ich vorher schon öfter mit meinem Mann zusammen aufgesucht hatte.

Die beiden Verkäuferinnen kannten mich und waren freudig überrascht, dass ich nun sehen und meine Garderobe selbst aussuchen konnte. Ihrer Freude entnahm ich, dass es außer mir keine Kundin gegeben hatte, deren Mann über die Auswahl der Kleidungsstücke bestimmte.

»Wieso müssen Frauen ihre Garderobe immer selbst aussuchen? Wieso kann ein Mann sie nicht dabei beraten?«, wollte ich von den beiden wissen.
»Weil Frauen den besseren Geschmack haben«, kam es prompt zurück.
Das ließ ich nicht hingehen: »Wie erklären Sie sich denn dann, dass die meisten Modeschöpfer Männer sind? Die einzige Frau, die mir einfällt, ist Coco Chanel. Ja, vielleicht noch Jil Sander.«
»Da haben Sie sicher recht«, erwiderte eine der beiden. »Darüber habe ich noch nie nachgedacht. Aber wenn Männer ihre Frauen zu uns begleiten, setzen sie sich meist gelangweilt und geistesabwesend auf einen unserer Stühle. Die Frauen tun sich oft schwer, ihnen ein Statement zu entlocken.«

Ich beschrieb die Jacke, die ich suchte. Beide waren eifrig bemüht, mir passende Stücke vorzulegen. Schließlich probierte ich einige Jacken an. Zwar hatte ich mich im Lauf der Monate daran gewöhnt, dass man im Spiegel alles seitenverkehrt sieht. Bewegte ich mich aber vor dem Spiegel, um den Fall der Jacken von der Seite zu begutachten, hatte ich mit der Perspektive und den Dimensionen große Schwierigkeiten. Einmal hatte ich sogar den Eindruck zwei verschiedene schwarze

Jacken zu sehen, die eine von vorn, die andere von der Seite. Ich ließ mir nichts anmerken, musste ich doch fürchten, dass die beiden Verkäuferinnen mein Problem nicht verstehen würden. Die Bestätigung für diese Befürchtung erhielt ich, als ich mich für eine schwarze Jacke mit türkisen Rechtecken entschied.

»Sehen Sie«, sagte die eine, »Sie haben auch ohne Ihren Mann eine hervorragende Auswahl getroffen. Ist es nicht wunderbar, dass Sie jetzt so gut sehen können? Glückwunsch!«

Ich selbst war von meinem Kauf keineswegs überzeugt. Zwar passte die Jacke zu den schwarzen Oberteilen, die ich darunter tragen wollte; und das türkise Muster lockerte das eintönige Schwarz auf: Das sprach für meinen Farbensinn. Aber stand sie mir wirklich? War sie nicht zu weit oder zu lang? War es gut, dass sie offen getragen wurde, da sie keine Knöpfe oder irgendeinen Verschluss hatte? Ich tröstete mich damit, dass ich sie gegebenenfalls umtauschen konnte, da wir ja langjährige Kunden der Boutique waren.

Zu Hause angekommen, stürmte ich ins Wohnzimmer und sagte zu Marco: »Stell Dir vor, ich habe mir eine Strickjacke gekauft. Sie passt gut zu den schwarzen Oberteilen, über die ich sie anziehen möchte, weil es mir meist zu kühl ist.« Zu meinem Erstaunen reagierte mein Mann ganz anders, als ich es erwartet hatte.

»Gut, konntest du auch die anderen Dinge erledigen, von denen wir gesprochen hatten?«

»Ja, ich habe alles gemacht. Aber interessiert dich denn nicht, wie meine neue Jacke aussieht?«
»Hauptsache, sie gefällt dir und du fühlst dich darin wohl.«
»Einen Moment! Ich ziehe mir mal ein schwarzes Oberteil an. Dann kannst du sehen, ob sie passt oder nicht.«
»Wie du meinst.«

Während ich mich rasch umzog, dachte ich über Marcos Reaktion nach. Ich kannte meinen Mann viel zu gut, um nicht zu verstehen, dass er irgendwie enttäuscht oder gekränkt war. Dabei war es nicht so sehr sein Gesichtsausdruck, sondern vielmehr der Klang seiner Stimme, der mir sagte, dass ich etwas falsch gemacht hatte. Ich präsentierte mich ihm in der neuen Jacke.

»Nun, wie findest du sie?«
»Sie ist genau das, was du gesucht hast, und sie passt dir auch sehr gut.«
»Ja, und?«
»Na, dann brauchst du mich ja nicht mehr.«

Nun konnte ich mir seine Reaktion erklären. Er fühlte sich zurückgesetzt. Ich war in einen Bereich eingebrochen, den er vorher abgedeckt hatte. Dabei war es nicht allein die Bewunderung aller für sein Engagement und seinen guten Geschmack. Ich hatte seine Hilfe natürlich immer gern in Anspruch genommen, aber ich hatte nicht verstanden, dass ihm die Auswahl der passenden Garderobe für mich Freude machte. Jetzt erinnerte ich mich daran, dass er nie Spuren von

Ungeduld gezeigt hatte, auch wenn sich der Kleiderkauf noch so lange hinzog. Wir hatten nicht nur verschiedene Geschäfte in unserer Stadt aufgesucht, sondern waren manchmal sogar nach Frankfurt oder nach Düsseldorf gefahren. Er hätte mich auch gern »eingekleidet«, wenn ich nicht sehbehindert gewesen wäre. Wie dumm von mir!

»Weißt du was? Ich kaufe keine Kleidung mehr ohne dich. Ich war einfach nicht darauf gekommen, dass es dir wirklich Freude macht, die Garderobe für mich auszusuchen. Also gehen wir wie früher zusammen in die Geschäfte. Und ganz davon abgesehen, die Auswahl der neuen Strickjacke ist ein Zufallstreffer. Ich war von der Farbkombination zwar überzeugt, hatte aber Zweifel, ob mir die Jacke tatsächlich steht.«
»Das ist gut, das freut mich. Kannst du dich erinnern, dass wir einmal eine Barbie-Puppe verschenkt haben und ich sehr lange gebraucht habe, bis ich das passende Outfit für sie ausgewählt hatte?«

Jetzt viel es mir ein. Dass ich nicht früher daran gedacht hatte. Dieser Vorfall erteilte mir noch eine weitere Lehre: Man muss nicht nur die Gesichtserkennung und das Einschätzen von Dimensionen präsent halten; mindestens genauso wichtig, wenn nicht sogar noch wichtiger, sind die zwischenmenschlichen Beziehungen. Schließlich stellt der neuerworbene Gesichtssinn nicht nur einen selbst, sondern auch den Partner oder die Partnerin vor ungekannte Herausforderungen.

Bleibt nur die Frage, wie ich heute mit dem Kleiderkauf zurechtkomme, nachdem mein Mann vor einigen Jahren verstorben ist. Man mag beklagen, dass der E-Commerce den Einzelhandel in den Innenstädten weitgehend verdrängt hat, aber für mich ist er geradezu ideal. Ich kann in Ruhe zu Hause das große Angebot prüfen, ohne von Geschäft zu Geschäft zu laufen. Die Sachen werden mir geschickt und ich kann sie in Ruhe anprobieren. Am Anfang war die Auswahl meist nicht die richtige oder die Sachen haben nicht gepasst. Dann habe ich vom Rücksenderecht Gebrauch gemacht. Inzwischen klappt es aber ganz gut und wenn ich vor unserem Spiegel im Korridor steht, frage ich Marco: »Wie findest du das?« In Gedanken erhalte ich dann eine Antwort. Gerade durch den Online-Handel habe ich sehr viel gelernt, auch was Dimensionen angeht, und so ist Marco mit meiner Wahl meist zufrieden.

11 Jazztanz mit offenen Augen

In dem Augenblick, wo du anfängst nachzudenken –
das passt übrigens auch zu Jazz –, ist es schon zu spät.
Till Brönner

»Du, was hältst du davon, wenn ich mich für einen Tanzkurs anmelde«, fragte ich Marco eines Tages.
»Meinst du einen Jazztanzkurs?«
»Ja, du weißt doch, das war schon immer mein Traum.«

Solange ich denken konnte, hatte ich es bedauert, dass ich aufgrund meiner Sehbehinderung keinen Ballett- oder Jazztanzkurs besuchen konnte. Zwar hatte ich mit Marco vor Jahren an einem Tanzkurs teilgenommen, aber das war nicht das Gleiche. Mehrere Freundinnen hatten mir immer wieder begeistert von den Ballett- und Jazztanzkursen erzählt, die sie selbst oder ihre Kinder besuchten. Ich mochte Jazz und dachte daher, dass ich es nun vielleicht mit einem entsprechenden Kurs versuchen könnte. Die Operation lag Monate zurück und ich hatte alles in allem gute Fortschritte gemacht.

»Mach' es doch einfach. Es auszuprobieren kann nicht schaden. Sonst bereust du später womöglich die verpasste Gelegenheit.«

Marcos Stimme klang skeptisch.

»Offenbar siehst du das kritisch, oder?«

»Ja, denn die Koordination der Bewegungen ist nicht einfach, noch dazu in einem bestimmten Rhythmus.«
»Aber früher bin ich doch mit dem Tanzen ganz gut zurechtgekommen.«
»Ja, aber bei einem Tango oder einem Foxtrott kannst du dich an deinem Tanzpartner orientieren.«
»Also sollte ich es besser lassen?«
»Nein, probiere es ruhig aus. Vor einem Vierteljahr noch hätte ich dir vermutlich davon abgeraten. Aber inzwischen weiß ich, dass du mit den meisten Dingen gut zurechtkommst. Warum also keine neue Herausforderung?«

An einem der darauffolgenden Tage meldete ich mich zur Teilnahme an einem Jazztanzkurs speziell für Erwachsene an.

»Sagen Sie, bin ich für so etwas nicht schon zu alt?«, fragte ich die Dame an der Anmeldung.
»Nein, nein, viele Teilnehmerinnen sind älter als Sie. Sie werden sehen. Treiben Sie Sport?«
»Ja, ich mache fast täglich Gymnastik und benutze mehrmals die Woche den Heimtrainer. Außerdem übe ich mit Vibrationshanteln.«
»Dann brauchen Sie sich nicht die geringsten Gedanken zu machen. Viele schreiben sich bei uns ein, um sich endlich etwas mehr zu bewegen. Sie fangen also im Kurs überhaupt erst mit Bewegung an.«

Zur ersten Unterrichtsstunde ging ich früher als nötig. Ich wollte auf alle Fälle startklar sein, wenn es losging. Inzwischen war mir nämlich der Sportunterricht an meiner Schule in den Sinn gekommen. Damals hatte ich oft die Pause vor dem Unterricht genutzt, um mich umzuziehen. Als an der Schule nur wenig Mädchen waren, fand der Unterricht bei dem Sportlehrer statt, der auch die Jungen unterrichtete. Er war mehr als hilflos, und mit mir wusste er überhaupt nichts anzufangen. Solange der Unterricht in der Halle stattfand, saß ich meistens auf der Bank. Im Sommer durfte ich am Laufen und am Weitsprung teilnehmen. Für ein Jubiläum der Schule studierte er mit uns eine Tanzvorführung ein, bei der ich mehr schlecht als recht mittat.

Da die Zahl der Schülerinnen rasch zunahm, bekamen wir bald darauf eine Sportlehrerin. Sie hatte sich aus Norddeutschland an unsere Schule versetzen lassen, wohl weil sie die Weichen im Unterricht von Anfang an selbst stellen wollte. Nun war es mit Beinchen schwingen vorbei; es ging zur Sache. Als sie von meiner Sehbehinderung erfuhr, ließ sie mich zunächst das Aus- und Anziehen üben. Als ich das ihren Zeitvorstellungen entsprechend konnte, durfte ich allein am Barren üben: auf beide Stangen aufstützen, dann eine Stange höher als die andere und die Beine auf die niedrigere Stange bringen. Die Systematik, die sie auch bei den späteren Übungen zugrunde legte, ließ mich ahnen, dass sie mit Blinden und Sehbehinderten bereits Erfahrung hatte. Ich fragte sie aber nicht danach.

Nun ging es also mit dem Jazztanz los. Die Tanzlehrerin machte ein paar einfache Übungen vor – schon damit hatte ich große Schwierigkeiten, denn ich sah sie seitenverkehrt. Ich muss eine unmögliche Figur gemacht haben, gab aber nicht auf. Die Tanzlehrerin kommentierte meine Darbietung nicht; sie ging aber von Zeit zu Zeit zu der einen oder anderen Kursteilnehmerin, um etwas zu korrigieren. Zu mir kam sie, wie angedeutet, nicht. Beim nächsten Mal stellte ich mich ganz hinten auf, um bei meinen unbeholfenen Versuchen von möglichst wenigen gesehen zu werden. Neben mich stellte sich eine junge Frau, die mich wohl schon vorher beobachtet hatte. Bald gab sie verbale Kommandos: »Rechtes Bein gestreckt nach oben, anwinkeln, dann absetzen. Schauen Sie, wie ich es mache.« Da sie in der gleichen Richtung stand wie ich, konnte ich die Übungen leichter nachahmen.

Dabei fehlte es mir keineswegs an Beweglichkeit: Schon lange vor der Operation hatte ich, wie gesagt, regelmäßig Gymnastik, meist auf dem Rücken liegend, gemacht und das Heimfahrrad benutzt – mit Musik von Elvis natürlich! Manchmal ging meine neue »Lehrerin« mit mir auch vor einen Spiegel und ließ mich die gleichen Übungen noch einmal machen. Schließlich fasste ich mir ein Herz:

»Sie können das wirklich gut. Wo haben Sie das denn gelernt?«

»Nun ja, ich bin Sprechstundenhilfe. Da hört man so manches.«

»Bei einem Augenarzt?«, wollte ich wissen.

»Nein, bei einem Arzt für Allgemeinmedizin, aber da gibt es eine breite Palette von Patientinnen und Patienten.«

Sie hatte schnell erkannt, dass mein Mangel an Koordination nicht auf fehlende Beweglichkeit zurückzuführen war, sondern andere Gründe haben musste. Ich erzählte ihr von meiner Operation. Natürlich wollte sie Einzelheiten wissen.

»Und wie war das, als Sie zum ersten Mal sehen konnten?«

Ich gab bereitwillig Auskunft:

»Es ging in Etappen. Zunächst hatte ich große Probleme, Gegenstände, geschweige denn Personen, zu identifizieren. Ich habe bereits mit den Stühlen in der Klinik geübt. Aber um ehrlich zu sein, taste ich auch heute noch manchmal Objekte ab, wenn es möglich ist. Das erleichtert die Zuordnung ungemein.«

»Das versteht sich von selbst. Wenn man einen besonders gut entwickelten Tastsinn hat, wäre es dumm, darauf zu verzichten.«

»Ja, deshalb plädiere ich auch für ein Sehen mit allen Sinnen, nicht nur bei Menschen, die das Sehen erst lernen müssen, sondern generell.«

»Das ist sicher richtig. Bei den meisten Menschen steht das Sehen zu sehr im Vordergrund. Von vielen Dingen bekommt man einen besseren Eindruck, wenn man auch die anderen Sinne nutzt.«

Wir vertieften das Gespräch bei anderer Gelegenheit, denn nun ging es weiter. Bis dahin hatte die Tanzlehrerin auf die Musik verzichtet; nun sollten wir unsere Bewegungen verschiedenen Rhythmen anpassen. Marco hatte völlig recht, das war für mich nicht einfach. Die Tanzpartnerin stellte sich nun in die Reihe vor mir, sodass ich ihre Bewegungen von der Seite beobachten konnte. Und dann hatte sie einen Rat, der zum Erfolg führte: »Machen Sie die Augen doch einfach zu!« Nachdem ich die Übungen sehend eingeübt hatte, konnte ich meine Bewegungen dem Rhythmus mit geschlossenen Augen besser anpassen. Irgendwie hatte mich das Sehen abgelenkt.

Zu Hause führte ich Marco meine neuen Fähigkeiten vor – im Wohnzimmer, aber auch vor den verspiegelten Schranktüren im Schlafzimmer. Es klappte gut.

»Wenn du willst, kannst du auch Musik zuschalten.«

Mein Mann ließ sich nicht zweimal bitten; er hatte rasch eine passende CD parat. Natürlich bemerkte er sofort, dass ich nun die Augen schloss.

»Und wieso machst du jetzt die Augen zu?«

Da lüftete ich mein Geheimnis und erzählte ihm von der Kursteilnehmerin, die mich so tatkräftig unterstützte.

»Sie ist Sprechstundenhilfe bei einem Arzt für Allgemeinmedizin, aber offenbar gibt es da auch Patienten mit Sehbehinderungen. Sie macht mir alle Übungen mehrmals vor und gibt mir Ratschläge, so auch, dass ich beim Tanzen nach Musik am besten die Augen schließen sollte, um mich ganz aufs Hören zu konzentrieren.«
»Das ist sicher eine Lösung, aber nur für den Anfang. Nach und nach musst du den Sehsinn so beherrschen lernen, dass

du dich trotzdem bei entsprechenden Gelegenheiten auf das Hören konzentrieren kannst. Oder glaubst, dass die meisten Theaterbesucher bei einer Opernaufführung die Augen schließen?«

Marcos dezidierte Äußerung machte mir noch einmal bewusst, dass ich eine neue Identität aufbauen musste, wollte ich mit dem Sehen auf Dauer erfolgreich sein. Ich durfte, wo immer es möglich war, nicht wie eine Blinde agieren. Das schloss ja nicht aus, dass ich bisweilen die anderen Sinne zu Hilfe nahm, wenn es sich anbot.

»Also, am besten übe ich hier zu Hause mit Musik, und zwar mit offenen Augen, bis ich die Bewegungen automatisiert habe.«

»Das empfehle ich dir sehr, auch weil die anderen Kursteilnehmerinnen sich sonst fragen, was mit dir los ist.«

»Daran habe ich noch gar nicht gedacht.«

»Das solltest du aber. So wie viele Menschen mit Blinden und Sehbehinderten ihre Probleme haben, werden diese womöglich noch größer, wenn sie erst wissen, dass du dabei bist, das Sehen zu lernen. Vermutlich stündest du dann unter ständiger Beobachtung.«

Mein Mann hatte vollkommen recht. Solange es um Freunde und Bekannte ging, war das etwas anderes. Aber Fremden gegenüber? Die meisten würden mich beobachten, wenn sie Gelegenheit dazu hatten. Ähnlich wie vorher, als ich meine Probleme mit dem Sehen möglichst für mich behalten hatte, brauchte jetzt kein Außenstehender zu wissen, dass ich dabei war, das Sehen zu lernen.

Nach und nach klappte der Jazztanz mit offenen Augen auch im Kurs. Ich wurde mehr und mehr unabhängig von der hilfsbereiten Kursteilnehmerin. In einer der folgenden Unterrichtsstunden machte die Tanzlehrerin zum ersten Mal bei mir Halt.

»Das klappt ja inzwischen sehr gut.«
»Wenn Sie es sagen…«
»Kommen Sie am besten zusammen mit ihrer Partnerin nach vorn. Ich bin nämlich dabei, für den nächsten Tag der offenen Tür unserer Tanzschule einige Teilnehmerinnen auszuwählen, die den Gästen etwas vortanzen. Ihre Bewegungen sind inzwischen wirklich sehr geschmeidig.«

Ich wurde rot vor Freude, sagte aber nichts von meiner früheren Behinderung – auch eingedenk der Hinweise meines Mannes –, sondern erwiderte:

»Das freut mich wirklich sehr. Am Anfang habe ich mich irgendwie schwergetan.«
»Es ist keine Seltenheit, dass sich Teilnehmerinnen erst an die Koordination von Bewegung und Musik gewöhnen müssen. Aber dann sitzt es oft umso besser.«

Zu Hause angekommen, erzählte ich Marco sofort von der für mich atemberaubenden Wende. Er kommentierte meinen Erfolg auf seine Art:

»Und wann suchst du dir die nächste Herausforderung?«
»Das könnte dir so passen!«
»Warum auch nicht?«

12 Fernhören mit Bildern

Perspektiven verändern Wahrheiten und Wahrnehmungen.
Kersten Kämpfer

Mit jedem Perspektivenwechsel geht die Chance einher, in Vertrautem Neues zu entdecken.
Markus Mirwald

Eines Tages – der Besuch von Thomas und Frederik lag schon lange zurück – fiel mir die Mappe in die Hände, die sie mir für weitere Betätigungen zurückgelassen hatten. Es war sicher längst an der Zeit, mich damit zu beschäftigen. Zuoberst lag das Bild von Pieter Bruegel. »Wenn Sie da ein paar Kinderspiele erkennen können, haben Sie es mit dem Sehen schon weit gebracht.« So oder ähnlich hatte mich Thomas auf das Gemälde vorbereitet. Zunächst konnte ich mit dem Bild überhaupt nichts anfangen. Ich drehte es nach rechts und nach links. Ich war von der Fülle der dargestellten Personen wie erschlagen. Wieso hatte ich mit den Gemälden, welche die beiden jungen Männer mir vorgelegt hatten, seinerzeit keine Probleme? Das mag daran gelegen haben, dass ich mich ausschließlich auf das Erkennen von Farben und Formen konzentriert hatte. Außerdem war das Bild von Renoir *Der Nachmittag der Kinder in Wargemont* keineswegs so vielschichtig wie die *Kinderspiele* von Bruegel. Ich holte die Kopie hervor und betrachtete die dargestellten Personen. Jetzt bemerkte ich, dass ich auch das Bild von Renoir mit Sicherheit nicht so sah, wie Menschen, die schon immer gesehen haben. Freunde und Bekannte hatten immer wieder begeistert von Gemälden erzählt, die sie in irgendeinem Museum gesehen hatten. Bilder regten ganz offenbar die Phantasie an und weckten Emotionen. Auf alle Fälle machte ihnen das Betrachten von Bildern Freude.[50] Mich veranlassten die Fotokopien der Bilder in der Mappe zum genaueren Hinsehen.

Ganz offensichtlich war ich mit dem perspektivischen Sehen nicht besonders weit gekommen, und ich würde wohl auch keine großen Fortschritte mehr machen, denn dazu lag die Operation schon zu lange zurück. Vielleicht hatte es mir aber auch an der nötigen Motivation gefehlt, weil ich andere Seh-Aufgaben für wichtiger hielt. Es war mir bisher nicht in den Sinn gekommen, mich mit der zweidimensionalen Darstellung einer eigentlich dreidimensionalen Wirklichkeit auseinanderzusetzen. Wie bei vielen anderen Gelegenheiten sagte ich mir jedoch: »Du kannst es ja einmal versuchen.«

Als ich die farbige Kopie es Gemäldes von Bruegel genauer betrachtete, war mit klar, dass die Kinder sich nicht übereinander bewegten, sondern dass die, welche mit den Reifen spielten sich vor denen befanden, die auf einem Fass herumturnten. Das sagten mir Logik und Erfahrung, aber sehen – um ehrlich zu sein – sehen konnte ich das nicht. Ich hätte auch niemals sagen können, ob ganz hinten in Blickrichtung links am Ufer des Baches oder Flusses Kinder zugange waren oder was die farbigen Punkte darstellen sollten. Jetzt verstand ich besser, warum abstrakte Bilder mich bisher stärker angesprochen hatten als gegenständliche. Da konnte ich mich –

ähnlich wie bei den Aufgaben von Thomas und Frederik – ganz den Formen und vor allem den Farben hingeben. Es gab aber auch gegenständliche Darstellungen, die mir gefielen, zum Beispiel die drei Bilder von Gustav Klimt, die mein Mann im Schlafzimmer aufgehängt hatte. Mich beeindruckte vor allem die Verwendung der goldenen Farbe, aus der die Figuren hervortraten, ohne dass man sich über die Perspektive Gedanken machen musste.

Ich hatte aber nicht nur Probleme mit dem perspektivischen Sehen. Ähnlich wie Virgil konnte ich Entfernungen zunächst nicht abzuschätzen. Aber nach einigen Begehungen fiel es mir zunehmend leichter auszumachen, wie weit ein Objekt oder ein Gebäude entfernt war. Bald hatte ich selbstständig herausgefunden, dass die Allee, die vor unserem Haus begann, insgesamt ca. 600 Meter lang war. Ich hatte – soweit ich mich erinnern kann – auch nie den Eindruck, dass Gegenstände oder Gebäude in der Ferne, beispielsweise eine Kirche, so klein wie Spielzeug waren und ich sie hätte packen können. Dass die Perspektive eines Bildes die räumlichen Verhältnisse, also den Abstand der Objekte untereinander, in Bezug auf den Betrachter kennzeichnet, hatte ich bereits im Kunstunterricht in der Schule gelernt. Was mir aber auch nach sehr langer Zeit nicht wirklich gelungen ist, war das Erfassen der Dreidimensionalität auf der zweidimensionalen Fläche eines Gemäldes oder Fotos. Das hing damit zusammen, dass ich mich wie alle Blinden und stark Sehbehinderten lange Zeit fast ausschließlich in der Zeit orientiert hatte und erst seit kurzem mit dem räumlichen Sehen konfrontiert war.

Bei nächster Gelegenheit sprach ich mit dem Augenarzt in meiner Heimatstadt, den ich zu regelmäßigen Kontrollen aufsuchte, darüber.

»Wie kommt es, dass es mir so schwerfällt, zweidimensionale Bilder einzuordnen? Mich hat ein Gemälde kürzlich vor große Probleme gestellt.«
»Konkrete Erfahrungen habe ich damit nicht, das wissen Sie. Aber man hört immer wieder, dass Blinde oder Sehbehinderte nach einer erfolgreichen Operation eher mit bewegten Bildern als mit Gemälden oder Fotos klarkommen.«
»Genauso ist es auch bei mir. Ich glaube nicht, dass ich mit dem perspektivischen Sehen noch Fortschritte machen werde.«
»Das kann man meiner Ansicht nach so nicht sagen. Die Anpassung des Gehirns an bestimmte visuelle Impulse ist individuell höchst unterschiedlich. Aber am besten fragen Sie einmal Ihren Chirurgen danach. Die Hauptkontrolle bei ihm ist ja bald fällig.«

Wie gesagt fiel es auch mir leichter, bewegte Bilder einzuordnen, aber auch damit hatte ich Probleme. Da Marco beruflich mit Film und Fernsehen zu tun hatte, verfolgte er die einzelnen TV-Programme und ging häufig ins Kino. Meist habe ich ihn begleitet. Da er nur ca. 20 Minuten in einem Kino blieb und dann ins nächste wechselte, um sich einen Eindruck von möglichst vielen Filmen zu verschaffen, war es mir im Kino nie langweilig. Marco hatte mir vorher kurz erklärt, worum es in den einzelnen Filmen ging. Ich verfolgte den Ton aufmerksam und stellte fest, dass Filmregisseure eher auf Bilder ausgerichtet waren und das Fernsehen auf das gesprochene Wort. Aber auch jetzt, wo ich nach meinem Empfinden gut sehen konnte, war es mir oft nicht möglich zu erkennen, was in Nahaufnahmen gezeigt wurde. Zuhause vor dem Fernseher konnte ich bei Bedarf nachfragen und Nachrichtensendungen waren aus meiner Sicht ohnehin bebilderte Texte. Marco erklärte mir, wann und warum ein Filmregisseur eine Nahaufnahme wählt, aber das half mir beim Erkennen des Dargestellten nicht wirklich weiter.

Bevor ich zur Kontrolle in die Augenklinik fuhr, nahm ich jede Gelegenheit wahr, mich mit zweidimensionalen Bildern zu beschäftigen. Anschauungsmaterial fand ich vor allem in Zeitschriften. Gegenüber einem Museumskatalog bestand der Vorteil darin, dass ich den Artikeln entnehmen konnte, warum die Journalisten das eine oder andere Bild gewählt hatten. Dabei muss man bedenken, dass Anfang der 1990er-Jahre die Bildbearbeitung noch nicht so weit fortgeschritten war wie heute. Zumindest wurde seltener Gebrauch davon gemacht. Oft aber waren die Ausschnitte so gewählt, dass ich mich fragte, ob nicht absichtlich Entscheidendes weggelassen worden war. Außerdem bot sich bei wichtigen Ereignissen ein Vergleich zwischen einzelnen Zeitungen und Zeitschriften an. Im Großen und Ganzen konnte ich nachvollziehen, warum bestimmte Fotos gewählt worden waren, aber ich konnte immer noch nicht alle Einzelheiten erkennen. Das wollte ich unbedingt mit dem Professor in der Klinik im Rheinland besprechen. Vor dem Termin legte ich mir einige

Punkte zurecht, die mir besonders wichtig waren. Schließlich war es soweit.

Diesmal waren wir – im Unterschied zur Zugfahrt nach der Operation – mit dem Auto unterwegs. Mit Bedacht hatte Marco die Route am linken Rheinufer gewählt, obwohl wir auch rechtsrheinisch gut zum Ziel gekommen wären. Er wollte mir aber einen Vergleich zwischen dem Sehen wenige Tage nach der Operation und jetzt nach sechs Monaten ermöglichen. Natürlich war auch er selbst sehr gespannt darauf, von mir zu hören, welche Fortschritte ich gemacht hatte und wie ich sie selbst einschätzte. Ich selbst hatte keinen Vergleichsmaßstab; wir waren nämlich seit der Rückfahrt nach der Operation nie mehr am Rhein gewesen. Ich konnte also nur die Eindrücke während dieser beiden Fahrten vergleichen.

Gespannt sah ich aus dem Fenster; ich war überwältigt, denn ich konnte zahlreiche Einzelheiten am gegenüberliegenden Ufer erkennen. Der Unterschied zu der Zeit unmittelbar nach dem Eingriff war frappierend.

»Ich kann mich wirklich nicht beschweren. Ich sehe sehr gut.«

»Das freut mich sehr. Du hast ja auch einiges dafür getan.«

»Du aber auch. Ohne dich wäre ich niemals so weit gekommen.«

»Ohne mich hättest du dich wahrscheinlich gar nicht operieren lassen.«

»Das ist richtig.«

»Nun: Bist du mit deiner Entscheidung zufrieden?«

»Da fragst du noch? Ich bin mehr als zufrieden, denn es hat sich mir eine Welt aufgetan, zu der ich vorher keinen Zugang hatte. Da nimmt man gern Anstrengungen in Kauf. Natürlich sind da noch ein paar Unzulänglichkeiten. Ich werde sie mit dem Professor besprechen.«

Inzwischen waren wir an Rüdesheim und Assmannshausen vorbeigefahren und vor uns war schon die Loreley zu erkennen. Ich verstand jetzt viel besser, warum Touristen aus aller Welt vom Rheintal schwärmten.

»Vielleicht gehen wir demnächst mal zum Essen in das Restaurant, in dem wir unsere Hochzeit gefeiert haben«, schlug ich vor.

»Ja, unbedingt! Ich habe auch schon daran gedacht, wollte aber abwarten, wie du mit dem Sehen zurechtkommst. Meiner Meinung nach wäre es nicht sehr sinnvoll gewesen, den Restaurantbesuch zu überstürzen.«

»Da hast du vollkommen recht.«

»Wenn der Professor grünes Licht gibt, werden wir auch bald verreisen. Um nur einen Teil der Orte zu besuchen, an denen wir schon waren, haben wir in den nächsten Jahren gut zu tun. Aber vielleicht weißt du ja am besten, was du nun sehend erleben möchtest.«

»Darüber habe ich noch nicht nachgedacht, werde es aber bald tun.«

Schließlich waren wir in der Klinik angekommen. Die Stühle im Wartezimmer kamen mir wirklich bekannt vor, aber ich konnte sie nicht genauer betrachten, denn wir wurden diesmal nach kurzer Wartezeit zum Professor vorgelassen. Ganz offensichtlich war dieser Tag für Kontrollbesuche reserviert. Aber auch sonst war manches anders. Der Professor war diesmal sehr aufgeschlossen: Er erkundigte sich nach meinen Fortschritten und verbliebenen Unzulänglichkeiten. Dabei sprach er viel mehr Punkte an, als ich mir zurechtgelegt hatte.

»Also, alles in allem entnehme ich Ihren Worten, dass Sie mit dem Sehen gut bis sehr gut zurechtkommen. Aber ich möchte Sie nun erst einmal kurz untersuchen.«

Er war mit dem Ergebnis sehr zufrieden. Anschließend ging er auf die Punkte ein, bei denen ich seiner Überzeugung nach noch Fortschritte machen könnte.

»Ist das eigentlich nach so langer Zeit überhaupt noch möglich? Oder habe ich meine Möglichkeiten schon ausgeschöpft?«, wollte ich wissen.
»Selbstverständlich sind Fortschritte immer noch möglich. Die Neuroadaptation, also die Anpassung des Gehirns an die neuen Eindrücke, ist noch lange möglich. Bedenken Sie immer, die Wahrnehmung hängt allein vom Gehirn ab. Die Realität oder das, was wir so nennen, entsteht dort.«
»Gilt das auch für Dimensionen?«
»Ja, sicher, aus einem zweidimensionalen Bild auf der Netzhaut entsteht im Gehirn ein dreidimensionales Bild. Der optische Gesamteindruck ergibt sich letztlich unter Einfluss von Gedächtnisinhalten und Emotionen.«

»Manchen Bereichen habe ich vielleicht nicht genügend Aufmerksamkeit geschenkt.«
»Sie hat sich beim *Learning by doing* auf bestimmte Aspekte konzentriert«, warf Marco ein, »diese ist sie aber konsequent immer wieder angegangen.«
»Das habe ich mir gedacht. Ich hätte das vermutlich nicht gekonnt. Aber wie sagte Ihre Frau während der Operation zu mir: Sie sind ja auch nicht ich!«
»Ich weiß«, erwiderte mein Mann, »sie hat es mir erzählt.«

Wie ich herauszuhören glaubte, hatte der Professor mir meine Aussage nicht übelgenommen; sie hatte ihn lediglich verblüfft. Zum Schluss gab er mir einen Rat, an den ich mich auch heute noch zu halten versuche:

»Sie können auf dem einen oder anderen Gebiet noch Fortschritte machen. Bedenken Sie aber, dass man nach so langer Sehbehinderung, die ja von Geburt an bestand, in bestimmten Bereichen nicht wie jemand sieht, der sein Leben lang mit dem Sehen keine Probleme hatte.«

13 Vom Augen-Verwirr-Buch zum Jahrgangsbuch

Man trägt doch eine eigentümliche Kamera im Kopfe, in die sich manche Bilder so deutlich und tief einätzen, während andere keine Spur hinterlassen.
Bertha von Suttner

Nichts ist im Verstand, was nicht zuvor in der Wahrnehmung wäre.
Arabisches Sprichwort

In den vorangegangenen Kapiteln habe ich mehrfach darüber berichtet, dass mir Freunde und Bekannte immer wieder Bücher geschenkt haben, nachdem ich ohne besondere Anstrengung lesen konnte. Wie gesagt, waren es meist Bücher über Blindheit oder von Blinden. In jüngerer Zeit erhielt ich aber auch Buchgeschenke, die über diese Themen hinausgingen, aber dennoch mit meiner weitgehend überwundenen Sehbehinderung zu tun hatten.

So brachte mir eine Freundin vor einigen Jahren von einem Museumsbesuch einen Bildband mit, und zwar *Das Augen-Verwirr-Buch.*[51] Der Covertext auf der Rückseite stellt die passende Frage: »Wie wirklich ist die Wirklichkeit?« und antwortet wie folgt: »Wie leicht lässt sich das Auge täuschen! Das Spiel mit der Wahrnehmung steht im Mittelpunkt dieses Buches. Silke Vry hat darin alltägliche und künstlerische Illusionen zusammengetragen, die uns eine Wirklichkeit vorgaukeln, die nicht existiert. Sie erklärt uns, warum wir erst auf den zweiten Blick erkennen, was hinter diesen Täuschungen steckt. […]«

Nicht lange zuvor hatten mir Bekannte aus Süddeutschland ein Buch aus dem gleichen Verlag geschickt, nämlich *Mein großes Buch der Kunst. Ich sehe was, was du nicht siehst.*[52] Auf der Grußkarte entschuldigten sie sich dafür, dass es eigentlich für Kinder gedacht war. Das Buch enthält Abbildungen bekannter Gemälde aus verschiedenen Epochen, darunter auch *Die Kinderspiele* von Bruegel und andere Bilder, die Thomas und Frederik mir seinerzeit vorgelegt hatten. Recherchen im Internet zeigten mir, dass es eine Reihe derartiger Bücher gibt, die sich hauptsächlich an Kinder richten. Durch das Auffinden von Formen, Farben und Objekten sollen die Wahrnehmung und insbesondere die Aufmerksamkeit geschult werden. Diese Bücher stehen in der Tradition der sogenannten Wimmelbücher, in denen die Abbildungen speziell rund um ein bestimmtes Thema – beispielsweise einen Bauernhof – erstellt werden. Während *Mein großes Buch der Kunst* eine Ergänzung zu den damaligen Versuchen darstelle, Farben und Formen zu erkennen, war Das *Augen-Verwirr-Buch* für mich völlig unpassend. Mit den meisten Bildern konnte ich absolut nichts anfangen; sie verwirrten mich nur. Natürlich sagte ich der Freundin nichts davon.

Warum erzähle ich das? Vor allem, um zu zeigen, was man mit einem passend ausgewählten Geschenk erreichen kann. Das tat ein Kollege, der nach eigenen Aussagen lange überlegt hatte, was er mir denn mitbringen könnte. Mit Vorbedacht hatte er sich für das Buch *Wir vom Jahrgang 1943*[53] entschieden. Es enthält Fotos aus der damaligen Zeit, die anhand von Zeitleisten in kurzen Texten erläutert werden. Wie der Kollege mir erklärte, müsste es für mich doch interessant sein zu sehen und zu lesen, was Kinder und Jugendliche meines Geburtsjahrgangs erlebt hatten. Er war sich ziemlich sicher, dass ich kaum Fotos aus meiner frühesten Kindheit besaß, weil die wenigsten Familien damals einen eigenen Fotoapparat hatten, und die zu besonderen Gelegenheiten in einem Fotostudio gemachten Bilder wenig bis gar nichts über die damalige Zeit aussagten. Zudem war er sich sicher, dass ich mich durch die Bilder und Texte an Dinge und Vorkommnisse erinnern würde, an die ich all die Jahre nicht gedacht hatte. Ein Volltreffer!

Bereits das Cover ist sehr motivierend: Es zeigt ein Foto von einem Jugendlichen, der gleich zwei Hula-Hoop-Reifen schwingt und das bei einer Vorführung mit Musik. Der zugehörige Text im Buch berichtet von Wettbewerben, Schlagern und Jugendlichen, die sogar bis zu 20 Reifen gleichzeitig in Bewegung halten konnten; und es wird auch gesagt, dass besonders Mädchen Interesse an diesem Freizeitvergnügen hatten. Ich war also wieder einmal keine Ausnahme.

Insgesamt behandelt das Buch nicht nur die ersten Lebensjahre, sondern die gesamte Kindheit und Jugend des Jahrgangs 1943 bis zum 18. Lebensjahr. Für mich waren Bilder und Texte zu den Jahren 1946 bis 1952 besonders interessant. An die Zeit davor hatte ich kaum Erinnerungen, die ich mit Hilfe der Bilder hätte auffrischen können. Die Jahre nach 1952 waren für mich geprägt vom Besuch des Gymnasiums; aus dieser Zeit besitze ich zahlreiche Fotos, denn meine Mutter hat sich früh eine für damalige Verhältnisse teure Kamera geleistet, die Robot Star. Zudem hatte ich wegen meiner Sehbehinderung zahlreiche Kontakte zu Klassen- und Schulkameraden wie zum Beispiel David, denn ich war ja auf Hilfe angewiesen. Auch nach dem Abitur traf ich mich noch viele Jahre lang mit einigen von ihnen.

Woran ich mich aus den allerersten Jahren noch erinnern kann, waren die Luftangriffe der Alliierten auf die Zivilbevölkerung in den größeren Städten. Die anderen Kinder im Haus, in dem meine Familie in einer Mietwohnung im zweiten Stock lebte, hatten vor der Dunkelheit im Keller immer große Angst. Für mich war es zwar lästig, mehrmals in der Nacht mit meiner Mutter und den Großeltern in den Keller hinabzusteigen, aber die Dunkelheit machte mir natürlich nichts aus. Was mir zu schaffen machte, waren die Geräusche. Aber zum Glück hielten sich die Einschläge in der unserer Nähe in Grenzen.

Höchst interessant fand ich das Foto von einer der damaligen Lebensmittelkarten, die erst 1950 gänzlich abgeschafft wurden. Die uns zustehenden Rationen waren in meiner Familie oft Gesprächsthema. Nun las ich, dass es pro Person in den letzten Kriegsjahren 125 gr. Fett, 250 gr. Fleisch und 1700 gr. Brot pro Woche gab und das auch nur, wenn die Vorräte reichten. Was meinen Großvater immer wieder aufbrachte, war die Tatsache, dass Personen, die sich um das Nazi-Regime verdient gemacht hatten und noch 1943 auf das Tausendjährige Reich hinarbeiteten, größere Rationen bekamen und auch als erste versorgt wurden. Da meine Familie dem Regime ablehnend gegenüberstand – mein Großvater war vom Dienst als Kriminalkommissar suspendiert worden, weil er sich weigerte in die NSDAP einzutreten – bekamen wir nur die Versorgung der niedrigsten der vorhandenen Kategorien. Da war es gar nicht erfreulich, dass ich in einem unbeobachteten Augenblick die gesamte Fettration auf einmal weggelutscht habe. Selbstverständlich war ich mir der Tragweite nicht bewusst und hatte auch nicht bemerkt, dass es ausnahmsweise Butter war. Beim Betrachten des Fotos der Lebensmittelkarte hatte ich sofort wieder den Geschmack auf der Zunge – wirklich fein!

Deutlich erinnern kann ich mich an die Währungsreform Mitte 1948: Das Foto im Buch zeigt die Auslagen und Regale eines Lebensmittelgeschäfts, die tatsächlich über Nacht gefüllt worden waren. Im Vergleich zum Tag zuvor war das Angebot wirklich überwältigend. Es erinnerte mich an die erstaunten Ausrufe meiner Mutter und anderer Kundinnen in der unserem Haus gegenüberliegenden Bäckerei. Der Heißhunger von uns Kindern war so groß, dass die Bäckersfrau und ihre Tochter für uns Weißbrotscheiben mit Butter und Marmelade bestrichen, die wir gleich an Ort und Stelle wegfutterten. Auch hier weckte das Foto erfreuliche Erinnerungen.

Die Zeit vor meiner Einschulung Ende der vierziger Jahre war von Aufbruchsstimmung geprägt. Erst wenn man die Fotos gesehen und die zugehörigen Texte gelesen hat, kann man die unzähligen epochemachenden Ereignisse einordnen und nachempfinden. Anfang 1946 fanden die ersten freien Wahlen statt, 1949 bereits begann der deutsche Exportboom unter Führung von Ludwig Erhard, und es gab den ersten

Rosenmontagszug in Köln. Bereits 1946 kam der erste deutsche Film der Nachkriegszeit *Die Mörder sind unter uns* in die Kinos oder sonstigen Projektionsräume. Die Fotos im Buch waren für mich Anlass, mir den Film über das Internet anzusehen. Marco war natürlich mit von der Partie; er kannte den Film zwar schon, wollte ihn nach vielen Jahren aber gern ein zweites Mal sehen.

Was uns allen, insbesondere meiner Familie, geholfen hat, war die amerikanische Besatzung.

In der Nähe des Hauses, in dem wir wohnten, war in einem größeren Gebäude ein Stützpunkt für die amerikanische Verwaltung eingerichtet worden. Obgleich es ihnen nicht erlaubt war, suchten die amerikanischen Soldaten, die dort (und anderswo) stationiert waren, den Kontakt zur deutschen Bevölkerung. Ein farbiger GI, der recht gut Deutsch konnte, bat meine Mutter um Erlaubnis, mich auf dem Jeep mitzunehmen – dies fiel mir ein als ich die entsprechenden Texte über das Verhalten der amerikanischen Soldaten las. Er war sehr betroffen, als er erfuhr, dass ich stark sehbehindert war. Dennoch gestattete meine Mutter es ihm, mich auf eine kleine Fahrt mitzunehmen. Kaum hatte er mich auf dem Beifahrersitz positioniert, steckte er mir eine halbe Tafel Schokolade zu. »Hier nimm, Schokolade«, sagte er, aber ich griff, wie so oft, daneben und landete auf seinem Arm. Die Haut fühlte sich ganz anders an, als ich es bisher gewohnt war. Ich fuhr kurz mit meinem Zeigefinger darüber hinweg. Er lachte und sagte: »Ich möchte mal dein Haar anfassen, bitte.« Später sah ich anhand von Fotos, die meine Mutter gemacht hatte, was hellblond bedeutet. Nach meiner Rückkehr von der Rundfahrt erzählte ich meiner Mutter von den Vorkommnissen. Ich zeigte ihr auch den Rest der Schokolade, die der Soldat mit geschenkt hatte. Unser Gespräch verlief ungefähr so:

»Sag' mal, wieso fühlt sich seine Haut ganz anders an?«
»Vermutlich fühlt sich die Haut eines Farbigen anders an als die von hellhäutigen Menschen.«
»Was ist ein Farbiger?«, hakte ich nach.
»Das sind die Nachkommen der Sklaven. Sie stammen ursprünglich aus Afrika und haben eine dunkle Haut.«

Damit gab ich mich erst einmal zufrieden, hatte aber eine weitere Frage:

»Und wieso wollte er meine Haare anfassen?«
»Weil du hellblond bist. Vermutlich ist blondes Haar in der Gegend, aus der er stammt, eher selten.«

An weitere Wohltaten erinnerte ich mich, als ich das Foto eines Care-Pakets betrachtete. Diese Lebensmittel-Pakete erhielten viele deutsche Familien aus Amerika. Sie sollten dazu beitragen, unsere Versorgung einigermaßen sicherzustellen. Früher hatte ich immer gedacht, *Care* stünde für Fürsorge. Jetzt erfuhr ich, dass es ursprünglich die Abkürzung für eine private Organisation war: *Cooperative for American Remittances to Europe*, die humanitäre Hilfe leistete (und immer noch leistet).

Weitere Aha-Erlebnisse löste bei mir das Foto einer Grundschulklasse aus, auf dem gut vierzig Jungen dichtgedrängt zusammensaßen. Obgleich ich über die Jahre hin oft an Frau Melzer, meine Grundschullehrerin, gedacht hatte, erinnerte ich mich erst jetzt wieder daran, dass ich eine Grundschule für Mädchen besucht hatte. Die Koedukation fing erst langsam an, als ich aufs Gymnasium ging. Was ich gar nicht teilen konnte, waren die Hinweise im Text, dass von den Kindern damals absoluter Gehorsam in der Schule (wie auch zuhause) erwartet wurde und viele mit dem Lineal oder anderen Gegenständen, welche die Lehrer zur Hand hatten, geschlagen wurden. Frau Melzer war, wie berichtet, sehr liberal – bis auf einen Punkt, an den ich durch die Texte im Buch erinnert wurde. Meine Mutter war mehrmals einbestellt worden, weil ich Hosen trug. Wie ich auf den Bildern sah, trugen Mädchen stets Röcke und später Petticoats, von denen ich seinerzeit immer gehört hatte, die ich aber jetzt zum ersten Mal auf einem Foto sah. Und die Jungen trugen Lederhosen – das hätte ich nie gedacht.

Im Buch sah ich auch Kinder, die wie wir damals auf den Trümmern und in den Ruinen spielten. Da ich besonders vorsichtig sein musste und nicht so schnell vorankam wie die anderen, war ich von vielen Spielen ausgeschlossen, zum Beispiel vom Klingelmännchen. Die Kinder klingelten an verschiedenen Haustüren und rannten weg, um sich aus der Ferne die verdutzten Bewohner anzusehen. Ach ja, und beim Kohlen-Klauen, das in einem der Texte erwähnt wurde, konnte ich auch nicht mitmachen. Die Kinder stiegen auf die mit Kohle beladenen Waggons im Bahnhof und rafften so viele Briketts zusammen, wie sie tragen konnten. Für mich ein absolutes No-Go.

14 Bilanz: Sehen mit allen Sinnen

Die Sinne des Menschen

Fünf Sinne werden dem Menschen zugesprochen – wohl, weil man ihnen ursprünglich fünf »Organe« zuordnen konnte, wenn man mochte. Irgendwann hat man den Fünfen noch einen sechsten hinzu gefügt (»Gleichgewichtssinn«), aber was ist mit den anderen Fähigkeiten und Möglichkeiten der Wahrnehmung des Menschen?

01. Sinn für das Wahrnehmen von Licht und Farben
02. Sinn für das Wahrnehmen von Geräuschen
03. Sinn für das Wahrnehmen von Gerüchen
04. Sinn für das Wahrnehmen von Geschmack
05. Sinn für das Wahrnehmen von körperlichen Empfindungen
06. Sinn für körperliche Zuordnung (z.B. Balance halten können)
07. Sinn für das Wahrnehmen von Emotionen
08. Sinn für Erinnerung
09. Sinn für das Unterscheidungsvermögen
10. Sinn für Ästhetik
11. Sinn für instinktives Handeln (z.B. Arterhaltung)
12. Sinn für Sprachen
13. Sinn für das Erkennen von Wahrheit
14. Sinn für das Wahrnehmen von Liebe
15. Sinn für die Ermöglichung von Verständigung
16. Sinn für kognitives Lernen
17. Sinn für nicht-intellektuelles (z.B. körperliches) Lernen
18. Sinn für intuitives Erfassen
19. Sinn für ziel- und zweckorientiertes Handeln
20. Sinn für die Wahrnehmung und Einordnung von Erkenntnis
21. Sinn für »Werte«, die die Bedürfnislage des Individuums und des Egos übersteigen (z.B. Spiritualität)
22. Sinn für seltene oder unbekannte Fertigkeiten oder Fähigkeiten der Wahrnehmung

Ganz sicher hab ich noch einige weitere übersehen.

ZEN54

Ob ich die im Zitat genannten Bereiche der Wahrnehmung alle als ›Sinne‹ bezeichnen würde, sei dahingestellt. Auf alle Fälle gibt die Aufzählung einen Eindruck von den vielfältigen Möglichkeiten des Menschen.

In diesem Kapitel gehe ich kurz darauf ein, was Sehen mit allen Sinnen für mich bedeutet und was es für Sie bedeuten kann. Viele von Geburt an Blinde oder Sehgeschädigte, die durch eine Operation von ihrer Blindheit oder Fehlsichtigkeit befreit werden, nehmen eine abwartende Haltung ein. Sie bemühen sich nicht aktiv, den neu hinzugewonnenen Sinn bestmöglich zu nutzen, sondern gehen davon aus, dass sich das Sehen gleichsam von selbst einstellt. Das ist aber nur in Ausnahmefällen so.

Eine dieser Ausnahmen ist Shander Herian. Ein Unfall im Jahr 1972 – er ist zu diesem Zeitpunkt zehn Jahre alt – führt nach einigen Jahren zu seiner vollständigen Erblindung. Dennoch gründet er eine Familie und führt ein erfülltes Leben. Über die Wende in seinem Leben berichtet er selbst:

»Being blind was just part of our married life. We didn't talk about it, we just lived with it. I never thought it would be any different. Then one day – when we'd been married about 10 years – an optician I knew came rushing into our office saying he'd read about a new technique he was sure could help me. Two weeks later I was at an eye hospital in Brighton and booked in for this new experimental operation. When they took off the bandages and cleaned up my eyes, it was like having Windolene cleaned off a window. I saw the doctor's tie, then his huge smile, and then everything was crystal clear.

When Gurjeet and the girls walked into the room, they were just as I had pictured in my mind. So familiar. I will never forget that moment. ›I can see you,‹ I said to them. ›I can see for miles.‹
The world seemed so bright – that's what struck me most. [...] We all walked down to the seafront in Brighton. It was a beautiful day, and I was walking in front, holding the girls' hands, showing off a bit. I couldn't stop staring at everything. There was so much to take in. It was wonderful. I still have to pinch myself when I think about it today.«[55]/dtsch.[56]
Voc.: Windolene: spezieller Glasreiniger

Anders als Shander Herian musste ich mich, wie in den vorangegangenen Kapiteln beschrieben, ums Sehen bemühen. Das hat mich jedoch nicht dazu veranlasst, den Gesichtssinn als Beigabe zu betrachten. Vielmehr habe ich, wie gesagt, von Anfang an versucht, die Identität einer sehenden Person zu entwickeln. Ein befreundetes Ehepaar, welches in regelmäßigen Abständen bei uns zu Besuch war, hat diesen Prozess aufmerksam mitverfolgt. Anfänglich habe ich – so der Bericht der Freunde – Gesichter und Gegenstände nicht sofort fixieren können. Mein Blick schweifte hin und her. Erst mit der Zeit habe ich gelernt, den Blick sofort in die gewünschte Richtung zu lenken und das Objekt zu fokussieren. Und erst nach und nach ist für die Gesprächspartner der Eindruck entstanden, dass ich das, was ich anschaue, sofort identifizieren kann.

Die Ausbildung des Gesichtssinns hat mich freilich nicht dazu veranlasst, das Sehen in den Vordergrund zu stellen und darüber die anderen Sinne zu vernachlässigen. Ich begriff meine Situation als Chance, ein vollständigeres Bild von der Realität aufzubauen, indem ich die anderen Sinne angemessen in meine Wahrnehmung einbezog. Das war nicht immer einfach, denn am Anfang war, wie mehrfach angedeutet, die Versuchung groß, mich vorrangig auf den Tastsinn zu verlassen beziehungsweise ihn als Vorspiel für das Sehen zu nutzen.

Das heißt freilich nicht, dass der Tastsinn keine besondere Rolle mehr in meinem sehenden Leben spielt. Zu Beginn von Kapitel 2 bin ich in einem Zitat von Martin Grunwald auf die besondere, aber oft unterschätzte Bedeutung des Tastsinns eingegangen. In seiner als Wissenschaftsbuch des Jahres 2018 ausgezeichneten Publikation *Homo Hapticus. Warum wir ohne Tastsinn nicht leben können* geht der Autor auf die vielfältigen Aspekte des Tastsinns ein. Einen Überblick über die wichtigsten Bereiche bietet die Kundenbewertung zu M. Grunwalds Buch von Ernst Höckner bei Amazon.de:

5,0 von 5 Sternen You can touch this
Rezension aus Deutschland vom 30. Dezember 2017
Bei »Homo Hapticus« handelt es sich um ein Sachbuch, wie man es sich wünscht. Es ist trotz der hohen Informationsdichte verständlich geschrieben und regt oft dazu an, das Gegenüber mit »Sag mal, wusstest du...« zu nerven. Kostproben? Sag mal, wusstest du, dass der Tastsinn der einzige Sinn ist, ohne den man nicht leben kann?
Oder dass der Mensch fast 1 Milliarde tastsensible Rezeptoren besitzt?
Wusstest du, dass Berührungen das Immunsystem stimulieren und entspannend wirken?

Sag mal, wusstest du, dass Dienstleister, deren Angestellte die Kunden mit einem Handschlag begrüßen, weiche Stühle und warme Getränke anbieten, positiver bewertet werden, erfolgreicher sind und mehr Trinkgeld erhalten?
Oder dass schwere Gegenstände als automatisch wertvoller erachtet werden als leichte?
Wusstest du, dass Tastsinnesstörungen frühe Indikatoren einer Demenzkrankheit sein können?
Kurzum, das Buch widmet sich einem spannenden und unterschätzten Thema - von der Entstehung des Tastsinns im Embryo und dessen Fähigkeiten, über die physiologischen Grundlagen bis zu deren möglichen Fehlfunktionen. Außerdem bietet es Anlass zur Selbstreflexion, wie wir miteinander und speziell mit dem Nachwuchs umgehen und in Kontakt treten.

In einem Blogeintrag auf Onmeda.de mit dem Thema *Vom Fingerspitzengefühl* heißt es:

»Der Tastsinn ermöglicht uns, die Gestalt verschiedener Gegenstände wahrzunehmen. So kann man durch Berühren der Oberfläche eines Gegenstands mit dem Finger seine Struktur, Beschaffenheit und Form ertasten. Dabei kommen verschiedene Tastrezeptoren zum Einsatz, beispielsweise Druckrezeptoren, Berührungsrezeptoren, Hautdehnungsrezeptoren und Vibrationsrezeptoren. Diese Rezeptoren wandeln die Tastreize in Informationen um, die an das Gehirn weitergeleitet werden. Bestimmte Areale des Gehirns erkennen die Informationen der Tastrezeptoren als Tastempfindung und verknüpfen sie mit bereits vorhandenen Gedächtnisinhalten.«

Wo nun setze ich persönlich den Tastsinn zusätzlich zum Sehen vorrangig ein? Wo empfehle ich Ihnen einen Versuch? Auf die Bedeutung von Berührungen unter Menschen brauche ich sicher nicht besonders hinzuweisen. Jeder empfindet den Körperkontakt zu einem geliebten Menschen als höchst angenehm. Und unter Freunden haben sich Umarmungen, zumindest bei der Begrüßung und beim Abschied, längst auch in unseren Breiten eingebürgert. Das war nicht immer so. Als in den 1960er Jahren die ersten ausländischen Arbeitnehmerinnen und Arbeitnehmer aus Italien nach Deutschland kamen, wunderten sich viele über die Bedeutung, die der Tastsinn für sie hatte.

Ein für mich wichtiger Aspekt, über den Sie einmal nachdenken oder den Sie ausprobieren können, sind unsere Kleidungsstücke. Wie fühlt sich das an, was wir tragen? Damit meine ich nicht die allergische Wirkung, die manche Materialien auf Menschen ausüben, sondern das Wohlfühlen in der eigenen Haut und der eigenen Kleidung. Welche taktilen Reize üben bestimmte Stoffe auf mich aus? Welchen (aktiven) haptischen Eindruck verbinde ich mit der neuen Strickjacke?[57] Was für Kleidung gilt, hat selbstverständlich auch für viele andere Alltagsmaterialien – Handtücher, Bettwäsche, Polstermöbel – Gültigkeit. Versuchen Sie mit Hilfe des Tastsinns herauszufinden, welche Eigenschaften zusätzlich zum erfreulichen Anblick für Sie persönlich von Bedeutung sind.

Ein weiteres wichtiges Gebiet, in dem das Hantieren mit den Händen für mich einen Mehrwert darstellt, ist die Zubereitung von Speisen. Ein mit den Händen gekneteter Teig vermittelt einen präziseren Eindruck von der Konsistenz und weckt außerdem bereits während der Zubereitung den Appetit mehr als die Benutzung der Küchenmaschine. Haben Sie schon einmal beobachtet, wie häufig Spitzenköche die Speisen mit bloßen Händen zubereiten? Wenn Sie *Zubereitung von Speisen mit den Händen* in eine Suchmaschine eingeben, erscheinen zahlreiche Bilder von Köchinnen und Köchen, die vorrangig mit den Händen arbeiten. Zudem gibt es zwischendurch immer wieder Anweisungen für das richtige Händewaschen.

In Kapitel 1 habe ich davon berichtet, dass ich mich beim Kochen und Braten abgesehen vom Tastsinn vor allem auf Gehör und Geruch verlasse, freilich ohne das Sehen hintanzustellen. Den Ausdruck vom Herzschlag der Pizza habe ich einem Bericht der New York Times entnommen; ich habe den Ausdruck ›the heartbeat of the pie‹ entsprechend angepasst.[58] In ihrem Beitrag *To Become a Better Cook, Sharpen Your Senses* plädiert die Autorin Julia Moskin dafür, sich beim Kochen keineswegs nur auf den Geschmack zu verlassen. Ihrer Ansicht nach weiß jeder erfahrene Koch, dass es bei der Zubereitung von Speisen nicht nur auf den Geschmackssinn ankommt. Auch die anderen vier Sinne spielen in diesem Zusammenhang eine wichtige Rolle.

Sie fordert die Leserinnen und Leser dazu auf, alle fünf Sinne einzusetzen, wenn sie ihre Kochkünste verbessern möchten: »Learn to use all five senses in the kitchen and you'll become a better cook.« Und sie empfiehlt, insbesondere diejenigen Sinne stärker zu nutzen, die weniger mit dem Kochen in Verbindung gebracht werden, vor allem auch das Hören. Sie führt Edna Lewis, eine Expertin für ›American Southern cooking‹ an, die den Rat erteilt, beim Backen vor allem auf das Gehör zu setzen. Ist der Kuchen noch nicht ausgebacken, macht er hörbare blubbernde Geräusche, die aufhören, sobald er durchgebacken ist. Vor allem aber unterstreicht J. Moskin, dass Rezepte in der Regel keine Hinweise auf den Gebrauch der Sinne geben: Was bedeutet ›bei schwacher Hitze 30 Minuten lang bis zum Eindicken garen lassen‹? Da ist jeder gut beraten, der möglichst alle Sinne nutzt. Ein Freund mit afghanischen Wurzeln, der mir beim Braten zusah, riet mir mit folgenden Worten, die Hitze zu drosseln: »Es darf nur Zischen wie eine afghanische Mädchenklasse.«

Das Gehör setze ich zusätzlich zu den anderen Sinnen und Wahrnehmungsmöglichkeiten auch bei der Echoortung ein, von der im vorigen Kapitel die Rede war. Aber anders als Ben Underwood schnalze ich nicht mit der Zunge – das habe ich auch früher nicht getan. Ich orientiere mich am Klang meiner Schritte. Auch heute noch brauche länger ich als Menschen, die immer gesehen haben, um Entfernungen einzuschätzen. Daher verlasse ich mich, wo es möglich ist, zusätzlich auf mein Gehör: Je näher ein Hindernis kommt, umso mehr verändert sich der Klang meiner Schritte. Auch für Menschen ohne besondere Einschränkungen beim Sehen ist es meiner Ansicht nach ein Gewinn, neben dem Sehsinn auch das Gehör zu nutzen, wann immer es sich anbietet. Probieren Sie es aus!

Auf das brutzelnde Geräusch einer Pizza zu achten, ist sicher ein Gewinn. Viel wichtiger aber ist aus meiner Sicht der Einsatz des Gehörs im Umgang mit anderen Menschen. Damit meine ich nicht nur das aufmerksame Zuhören, wenn wir miteinander sprechen. Vielmehr rate ich jedem beim persönlichen Kontakt mit anderen Menschen genauer darauf zu achten, welche Hinweise der Tonfall und vor allem die Atmung der Gesprächspartnerin oder des Gesprächspartners auf die Befindlichkeiten der betreffenden Person geben. Vielleicht denken Sie jetzt: Soll sie oder er doch einfach sagen, wo der Schuh drückt. So einfach ist es im Leben meist nicht. Wer behelligt schon gern die Mitmenschen mit seinen Sorgen? Selbstverständlich geben Mimik, Gestik und Körperhaltung Hinweise. Sie sind aber häufig nicht ausreichend, um uns auf Probleme anderer Menschen aufmerksam werden zu lassen.

Bevor Sie bei persönlichen Begegnungen mit Hilfe des Gehörs – zusätzlich zu anderen Anzeichen – erkunden, wie es einem Freund oder einer Bekannten geht, üben Sie ihr Gehör am besten bei Telefongesprächen. Ruft Sie jemand an, versuchen Sie bereits aus der wie auch immer gearteten Begrüßung Rückschlüsse auf den Grund oder die Gründe des Anrufs zu ziehen. Vielleicht sagen Sie jetzt: Das ist mir einfach zu anstrengend, auch noch auf eher versteckte Hinweise zu achten. Will man aber den Radius seiner Wahrnehmungen erweitern, wird man um ein gewisses Engagement nicht herumkommen. Der Inhalt einer Botschaft ist das eine; meist ist es der Teil, der sich einem als Gesprächspartner am leichtesten erschließt. Hat man seine Sensoren aber erst einmal für Zwischen- und

Nebentöne geschärft, führt dies in vielen Fällen zu einer vertieften Kommunikation – nicht nur zum Nutzen für das Gegenüber, sondern auch für einen selbst.

Im Zusammenhang mit dem Beitrag aus der New York Times war bereits vom Geschmackssinn die Rede. Die Grundqualitäten sind salzig, süß, sauer und bitter. Hinzu kommt umami, ein Begriff aus dem Japanischen, der für köstlich, würzig gebraucht wird. Selbstverständlich gibt es zahlreiche weitere Geschmacksqualitäten, für die es keine exakten Bezeichnungen gibt. Beim Essen trägt häufig auch der Geruch zum komplexen Sinneseindruck bei. Der Geruchssinn hat aber darüber hinaus große Bedeutung. Denn es gibt – wie Prof. Hanns Hatt, ein Geruchsforscher, schreibt – keinen duftfreien Raum.[59] Die Luft ist nicht nur mit Sauerstoff und Stickstoff gefüllt, sondern auch mit unzähligen Duftmolekülen, die von unserer Haut aufsteigen sowie beispielsweise aus dem Mobiliar oder auch dem Papierkorb.

Meist läuft die Wahrnehmung von Gerüchen und Düften unbewusst ab, weil wir dem Sehen, Hören und Tasten größere Bedeutung beimessen. Daher empfiehlt H. Hatt den bewussten Umgang mit Gerüchen: »Wir könnten durchaus bewusst Botschaften wahrnehmen, wir müssen es nur üben. Ich möchte Menschen davon überzeugen, dass sie nicht nur mit offenen Augen und offenen Ohren durch die Welt gehen, sondern auch mit einer offenen Nase. Es ist ein Training, eine Gewohnheit. Wir müssen unsere Aufmerksamkeit wieder verstärkt auf Düfte lenken.«[60]

Als einfachste Übung empfiehlt der Wissenschaftler das bewusste Riechen an Lebensmitteln. »Ich würde mir zwei-, dreimal am Tag fünf Minuten Zeit nehmen, den Kühlschrank öffnen, ein paar Lebensmittel herausnehmen, die Augen schließen und intensiv an den Speisen schnuppern. Ich würde versuchen die Lebensmittel allein anhand ihrer charakteristischen Aromen zu identifizieren. Und, ganz wichtig, dabei sollte man Emotionen und Erinnerungen zulassen.«[61]

Um nicht auf die ohnehin vorhandene Verbindung von Geschmack und Geruchssinn zu fokussieren, setze ich das bewusste Riechen auch in anderen Bereichen ein. Haben Sie schon einmal ausprobiert, Ihre Kleidungsstücke oder Ihre Kosmetikprodukte, von Parfüms einmal ganz abgesehen, am Geruch zu erkennen? Mein Vorschlag: Suchen Sie sich einen Bereich aus, der für Sie persönlich besonders wichtig ist, und nehmen Sie in regelmäßigen Abständen Riech- oder Duftproben. Mit der Zeit werden auch Sie feststellen, dass ein Leben mit allen Sinnen ungleich viel reicher ist, als die Überbewertung des Sehsinns.

Ausblick in den Himmel

Ich hasse die gelangweilte Trägheit der Sonne, die so selbstverliebt ist, dass sie nicht einmal merkt, wie viele Stunden wir mit ihr verbringen. Sie ist ein arrogantes Wesen, das die Welt im Stich lässt, sobald sie das Interesse an ihr verliert.
Der Mond dagegen ist ein treuer Begleiter. Er verschwindet nie. Er ist immer da, zuverlässig, schaut herunter, kennt unsere hellen und dunklen Momente, wandelt sich unentwegt, so wie wir. Jeden Tag zeigt er sich in einer anderen Form. Manchmal schwach und schwindend, manchmal kraftvoll und leuchtend. Der Mond versteht, was es heißt ein Mensch zu sein.
Taheref Mafi

Im Juli 2020 las ich einen Pressebericht über Robert Seethaler anlässlich der Veröffentlichung seines Romans *Der letzte Satz*. Darin heißt es: »Mutter Sekretärin, Vater Schlosser, er, das Kind sehbehindert. ›Meine Eltern haben das bemerkt, als ich einen Ball gefangen habe, ohne hinzusehen‹, sagt Seethaler. Robert fing seine Bälle nach Gehör. 20 Dioptrien hatte er, das ist fast blind. ›Für mich wurde es schwierig, als man es bemerkt hat‹, sagt Seethaler. ›Ich kannte nur die verschwommene Welt und hatte mich darin eingerichtet.‹ Verschwommen sehe er klar, sagt er, dessen Augen längst operiert worden sind. ›Ich schaue heute noch manchmal in die Ferne, wo es verschwommen ist, weil es sich dort besser denken lässt‹.«[62]

Ich versuche, Seethalers Empfindungen nachzuvollziehen. Zwar verstehe ich, was er meint. Auch ich habe versucht, meiner Sehbehinderung etwas Positives abzugewinnen. Ich kann aber die Aussage »Verschwommen sehe ich klar« nicht nachempfinden. Ich sehe gern klar – innen und außen. Auch heute noch schaue ich viel öfter als nötig zum Himmel empor, um mich zu vergewissern, dass Doppelbilder und Lichthöfe der Vergangenheit angehören. Ich genieße es, dass ich den Mond nur noch einmal sehe: »Guter Mond, du gehst so stille …!«

Anmerkungen

1 Schon seit Jahrzehnten sind Wissenschaftler und sonstige Experten davon überzeugt, dass der visuelle Cortex, also das für die Verarbeitung visueller Eindrücke maßgebliche Gehirnzentrum, bei Blinden, insbesondere bei Blindgeborenen, andere Aufgaben übernimmt und damit zur Schärfung der anderen Sinne beiträgt. Einen entsprechenden Nachweis haben inzwischen die Neurowissenschaften erbracht. (https://www.spiegel.de/wissenschaft/mensch/hirnforschung-sehzentrum-von-blinden-uebernimmt-neue-aufgaben-a-721616.html; letzter Zugriff August 2020)

2 Die sogenannte Echoortung, die inzwischen auch explizit trainiert wird, beschreibt der Neurowissenschaftler Beau Lotto in seinem 2018 erschienenen Buch: *Anders sehen. Die verblüffende Wissenschaft von der Wahrnehmung* (München: Goldmann Verlag, S. 106 f.; engl.: *Deviate. The Science of Seeing Differently*. New York: Hachette Books, 2017) am Fall von Ben Underwood, den er den »Fledermaus-Jungen« nennt. Mehr erfahren und dem Jungen zusehen können Sie auf Ben Underwoods Homepage: http://www.benunderwood.com/ (letzter Zugriff August 2020)

3 Dies gilt besonders, seit es in jüngster Zeit eine Reihe von Hilfen für Blinde gibt, die sich digitale Technologien zunutze machen. Einen ausführlichen Bericht über die wichtigsten Apps finden Sie unter: https://www.welt.de/wirtschaft/webwelt/article145200650/Diese-Technikhilfen-erleichtern-Blinden-den-Alltag.html (letzter Zugriff August 2020)

4 Saliya Kahawatte arbeitete jahrelang in einem Restaurantbetrieb, ohne dass die meisten Beschäftigten und vor allem die Gäste bemerken, dass er blind ist. Natürlich hatte er, außer seiner schier unerschöpflichen Energie, auch einige Vertraute, die Engpässe, z. B. das Einschenken von Getränken, für ihn überbrückten. Sein Buch: *Mein Blind Date mit dem Leben. Als Blinder unter Sehenden. Eine wahre Geschichte* ist 2017 in Köln bei Bastei Lübbe erschienen.

5 a.a.O., S. 11; S. 15.

6 Z.B. die seit 1955 staatlich anerkannte Blindenwerkstatt: https://www.nikolauspflege.de/haus-des-blindenhandwerks/ (letzter Zugriff August 2020)

7 a.a.O., S. 54.

8 vgl. https://blog.danto.de/danto-news/haben-blinde-sex/ Die Site kann derzeit nicht eingesehen werden (August 2010)

9 a.a.O., S. 204.

10 *TED Talks*, offiziell *TED Conferences*, finden vor Publikum statt und werden von einem US-amerikanischen Medienunternehmen organisiert und online gepostet. In der Regel sind sie auf Englisch, bieten aber Untertitel und Transkripte in einer großen Zahl von Sprachen. Sie sind gratis abrufbar. Während in den ersten Jahren nach der Gründung 1984 die Bereiche **T**echnology, **E**ntertainment, **D**esign dominierten, gibt es schon seit langer Zeit TED Talks, die sich auch mit wissenschaftlichen, kulturellen und politischen Themen beschäftigen.

11 Der TED Talk von Isaac Lidsky, der über 3 Millionenmal aufgerufen wurde (Stand August 2020) trägt den Titel »What reality are you creating for yourself?«

12 Vgl. Menning, Hans. 2014. *Das psychische Immunsystem. Schutzschild der Seele.* Göttingen Hogrefe.

13 Über Michael (Mike) May berichtet Robert Kurson ausführlich in seinem 2014 erschienenen Bericht: *Der Blinde, der wieder sehen lernte* (Zürich: Unionsverlag; engl. *Crashing Through. The extraordinary true story of the man who dared to see.* New York: Random House, 2008).

14 Im eher theoretisch ausgerichteten Teil seines Buches (ab Kap. 13) führt Kurson wissenschaftliche Belege an, die zeigen sollen, warum die Operation von Mike May nur zu Teilerfolgen geführt hat.

15 Ausführlich mit dem Thema der Wirkung eines positiven Selbstbilds hat sich Carol Dweck auseinandergesetzt. Auf Deutsch ist 2017 ihr Buch: *Selbstbild: Wie unser Denken Erfolge oder Niederlagen bewirkt* (München: Piper; engl.: *Mindset. The New Philosophy of Success.* New York: Random House, 2006).

16 Holzer, Andy. 2018. *Mein Everest. Blind nach ganz oben.* Ostfildern: Patmos.

17 Mein vollständiger Vorname lautet: Inez Maria Cäcilie; ich wurde von der Familie, in der Schule und später von Freunden und Bekannten in der Regel mit ›Cecilia‹ angesprochen.

18 Damals gab es besondere Bildungseinrichtungen für Blinde und Sehbehinderte nicht in dem Umfang wie heute. Die Blindenstudienanstalt (Blista) wurde zwar schon unmittelbar nach dem Ersten Weltkrieg im Jahr 2016 gegründet, um den blinden Heimkehrern eine berufliche Umschulung zu ermöglichen. Das der Blista angeschlossene Gymnasium wurde offiziell erst 1978 eröffnet.

19 Sacks, Oliver. 1995. *Eine Anthropologin auf dem Mars. Sieben paradoxe Geschichten.* Hamburg: Rowohlt (engl. *An Anthropologist on Mars. Seven paradoxical tales.* New York: Vintage, 1995).

20 a.a.O. *Sehen oder nicht sehen*, S. 159ff. (engl. *To See and Not See*, S. 108ff.). Ein kürzerer Bericht von Sacks zu diesem Fall ist bereits 1993 in der Zeitschrift The New Yorker erschienen; die Begebenheit wurde auch verfilmt, erreichte aber nicht die Popularität wie andere Filme, denen Fallgeschichten von O. Sacks zugrunde liegen.

21 Vgl. Sacks, Oliver. 2011. *Das innere Auge*. Hamburg: Rowohlt (engl.: *The Mind's Eye.* Ney York: Alfred A. Knopf, 2010), Kap. 7, S. 219ff.
In seiner 1932 an der Uni Kiel entstandenen Dissertation untersucht Marius von Senden *Die Raumauffassung bei Blindgeborenen vor und nach der Operation.* Er berichtet nicht nur von gut gelungenen Fällen (VII), sondern geht ausführlich auf die großen psychologischen Implikationen ein, die das Sehen lernen beinhaltet. Daher plädiert er – neben der medizinischen Kontrolle im engeren Sinn – für eine psychologische Betreuung der Patientinnen und Patienten. Leider hat seine Doktorarbeit im deutschsprachigen Raum keine nennenswerte Resonanz erfahren, ist aber nach Jahrzehnten ins Englische übertragen worden: von Senden, Marius. 1960. *Space and Sight – The Perception of Space and Shape in the Congenitally Blind Before & After Operation.* London: Methuen.

22 Vgl. Sehen oder nicht sehen, S. 207f; siehe auch S. 216.

23 Lusseyran, Jacques. 1989. *Das wiedergefundene Licht. Die Lebensgeschichte eines Blinden im französischen Widerstand.* München: Deutscher Taschenbuch Verlag.

24 Wells, Herbert George. 1911 und öfter. *The country of the blind* (dtsch. *Das Land der Blinden: Ausgewählte Erzählungen.* Zürich: Diogenes, 1976).

25 Saramago, José. 2014. *Die Stadt der Blinden.* Hamburg: Hoffmann und Campe.

26 König, Johann. 2019. *Blinder Galerist.* München: Propyläen.

27 Anscheinend hat Virgil (Pseudonym für Shirley Jennings) dann aber doch Fortschritte mit dem Sehen gemacht. Während der Bericht von O. Sacks mit der schweren Krankheit und der erneuten Erblindung des Patienten endet, erfährt man aus anderen Quellen, dass Jennings seit 1996 Malunterricht genommen und sogar Ausstellungen bestritten hat. Seine erste Einzelausstellung fand 2002 in der Center Street Arts Gallery in Conyers, Georgia statt. Er ist 2003 an seiner chronischen Lungenerkrankung gestorben. Darüber liest man bei O. Sacks nichts. Dabei wäre es hoch interessant gewesen, Einzelheiten zu erfahren.

28 Z. B.: https://www.aerztekammer-hamburg.org/files/aerztekammer_hamburg/wissenswertes/kommunikation/HAEB_062016_Gelingende_Arzt_Patienten_Kommunikation_die_ewige_Herausforderung.pdf (letzter Zugriff August 2020).
https://www.vfa-patientenportal.de/gesundheitswesen/patienten-arzt-kommunikation (letzter Zugriff August 2020)

29 Den Wortlaut des Briefes von William Molyneux und Auszüge aus der Antwort von John Locke kann man auf Deutsch (und in den Einzelnachweisen auch im englischen Original) nachlesen: Wikipedia.de; Stichwort: Molyneux-Problem (letzter Zugriff August 2020).

30 Die Frage, ob und vor allem wie blinde Menschen träumen, ist häufig behandelt worden. Empfehlenswert sind die Ausführungen von Professor Michael Wiegand, Leiter des Schlafmedizinischen Zentrums München, der sich auf wissenschaftliche Untersuchungen beruft (https://www.dasgehirn.info/aktuell/frage-an-das-gehirn/koennen-bl

inde-im-traum-sehen ; letzter Zugriff August 2020). Wissenschaftliche Belege werden auch in einem Beitrag des National Geographic 2018: Wie Blinde träumen? angeführt, der auf Deutsch vorliegt. Darin berichtet auch die Künstlerin Stella De Genova von ihren Erfahrungen. (https://www.nationalgeographic.de/wissenschaft/2018/08/wie-traeumen-blinde; letzter Zugriff August 2020).

31 Vor allem Beau Lotto (vgl. Anm. 2) beleuchtet das Zustandekommen dessen, was wir Wahrnehmung nennen, aus verschiedenen Perspektiven. Besonders aufschlussreich ist Kap. 3: *Welchen Sinn haben die Sinne?* (S. 98ff.).

32 Besonders aufschlussreich: McGinn, Colin. 2007. *Das geistige Auge. Von der Macht der Vorstellungskraft.* Darmstadt: Wissenschaftliche Buchgesellschaft (WBG).

33 O. Sacks, a.a.O., S. 175f. (vgl. Anm. 19 und 20).

34 Vgl. Knoll, Michael. 2017. *»Learning by doing«. Zur Genese eines pädagogischen Slogans.* In: Grunder, Hans-Ulrich (Hrsg.). *Mythen – Irrtümer – Unwahrheiten. Essays über das »Valsche« in der Pädagogik.* Bad Heilbrunn: Klinkhardt, S. 127-132.

35 Sacks, Oliver. 1998. *Die Insel der Farbenblinden.* Hamburg: Rowohlt (engl.: *The Island of the Colorblind and Cycad Island.* New York: Alfred A. Knopf, 1997).

36 a.a.O., S. 20f.

37 Einige der 33 Gemälde umfassenden Serie findet man bei Wikipedia.de, Stichwort: *Kathedrale von Rouen (Monet)* (letzter Zugriff August 2020).

38 Verschiedene Varianten des Bildes von Robert Delaunay siehe: https://www.bing.com/images/search?q=robert+delaunay+lebensfreude&qpvt=Robert+Delaunay+Lebensfreude&form=IGRE&first=1&scenario=ImageHoverTitle&cw=1117&ch=540 (letzter Zugriff August 2020).

39 Suprematismus Nr. 56 von K. Malewitch siehe: https://www.kunstkopie.de/a/kasimir_sewerinowitsch_malewitsch/suprematismussupremusnr56.html (letzter Zugriff August 2020).

40 *Der Nachmittag der Kinder in Wargemont* von Renoir siehe: https://artsandculture.google.com/asset/der-nachmittag-der-kinder-in-wargemont/nAFO8BNK1zUF3Q?hl=de (letzter Zugriff August 2020).

41 *Die Kinderspiele* von Pieter Bruegel dem Älteren siehe: Wikipedia.de, Stichwort: *Die Kinderspiele* (letzter Zugriff August 2020).

42 Optische Täuschung: *Ein Elefant mit fünf Beinen?* siehe: https://www.sehtestbilder.de/optische-taeuschungen-illusionen/elefant-optische-illusion.php_(letzter Zugriff August 2020)

43 Optische Täuschung: Alte oder junge Frau siehe Video: https://www.metacafe.com/watch/8322864/optische_t_uschung_alte_oder_junge_frau/ (letzter Zugriff August 2020).

44 Weitere interessante Ausführungen zum Umgang mit Blindheit finden Sie auf der Website von Gerald Pirner: https://www.geraldpirner.com/ (letzter Zugriff August 2020). In allen Abschnitten seiner *Texte zu Kunst* behandelt er – auch anhand eigener Bilder – was Blindheit für ihn bedeutet.

45 Vgl. Anm. 25.

46 Die Lehrerin folgte im Wesentlichen der Methode *Lesen durch Schreiben* von Jürgen Reichen (https://www.lehrer-online.de/unterricht/grundschule/sprache/lesen-und-schreiben/artikel/fa/lesen-durch-schreiben-eine-methode-von-juergen-reichen/; letzter Zugriff August 2020).

47 Siehe u.a. O. Sacks (vgl. Anm. 21), S. 258f.

48 Wissenschaftliche Belege, besonders solche der Neurobiologie, findet man unter:
https://www.ag-zukunft.de/gute-gruende-mit-der-hand-zu-schreiben.html (letzter Zugriff August 2020)
https://www.contentman.de/storyfication/warum-wir-wieder-mehr-von-hand-schreiben-sollten/ (letzter Zugriff August 2020).

49 Eberhardt, Jennifer. 2019. *Biased. The New Science of Race and Inequality*. New York: Viking (Random House).

50 Vgl. Walther Zügel: »Die bildende Kunst regt alle unsere Sinne an. Sie lehrt uns Sehen, das genaue Hinschauen. Sie aktiviert unsere Phantasie, sie weckt unsere Emotion, sie macht Freude und sie provoziert« (Kulturkalender Baden-Württemberg, Ausgabe 32, 3/2007 Juli-September, S. 15).

51 Vry, Silke. 2013. *Das Augen-Verwirr-Buch: Verrückte Künstlertricks.* München/London/ New York: Prestel.

52 Kutschbach, Doris. 2011. *Mein großes Buch der Kunst. Ich sehe was, was du nicht siehst.* München/London/ New York: Prestel.

53 Harmelink, Konrad. 2005 und öfter. *Wir vom Jahrgang 1943. Kindheit und Jugend.* Gudensberg-Gleichen: Wartberg.

54 Vgl. https://www.zitate-online.de/literaturzitate/allgemein/19787/die-bildung-der-fuenf-sinne-ist-eine-arbeit.html (letzter Zugriff August 2020).

55 Vgl. https://www.theguardian.com/lifeandstyle/2011/feb/19/i-saw-my-wife-10-years-after-we-married (letzter Zugriff August 2020).

56 Shander Herian berichtet:

»Blind zu sein war ein Teil unseres Ehelebens. Wir sprachen nicht darüber, wir lebten einfach damit. Ich hätte nie gedacht, dass es anders sein würde. Dann kam eines Tages – als wir etwa 10 Jahre verheiratet waren – ein Optiker, den ich kannte, in unser Büro gestürmt und sagte, er habe über eine neue Technik gelesen, von der er sicher war, dass sie mir helfen könnte. Zwei Wochen später begab ich mich in eine Augenklinik in Brighton und meldete mich für diese neue experimentelle Operation an. Als sie die Verbände abnahmen und meine Augen säuberten, war es, als hätte man die Fenster mit Windolene geputzt. Ich sah die Krawatte des Arztes, dann sein breites Lächeln, und überhaupt war alles kristallklar. Als Gurjeet und die Mädchen den Raum betraten, waren sie genauso, wie ich sie mir in meinem Kopf vorgestellt hatte. Sie waren mir so vertraut. Ich werde diesen Moment nie vergessen. ›Ich kann Euch sehen‹, sagte ich zu ihnen. ›Ich kann meilenweit sehen.‹

Die Welt schien so hell – das war es, was mich am meisten beeindruckte. […] Wir gingen alle hinunter zur Strandpromenade in

Brighton. Es war ein wunderschöner Tag, und ich ging vorneweg, hielt die Mädchen an der Hand und gab ein bisschen an. Ich konnte nicht aufhören, alles anzustarren. Es gab so viel (in mich) aufzunehmen. Es war wunderbar. Ich muss mich immer noch kneifen, wenn ich heute daran denke.« (dtsch. DF-H)

57 In unserem Zusammenhang ist hinsichtlich des Tastsinns die Unterscheidung in taktile Reize und haptische Eindrücke hinreichend. Erstere werden durch die Einwirkung der verschiedensten Impulse ohne unser besonderes Zutun hervorgerufen. Letztere kommen durch aktives Berühren und Tasten zustande. Insgesamt ist der Tastsinn in das somatosensorische System eingebunden, welches nicht nur die Sensoren in der Haut, sondern auch solche in Muskeln, Sehnen und Gelenken umfasst. Die Hautrezeptoren liefern Informationen über die Temperatur, den Druck und die Oberflächenstruktur; sie sind zudem für das Schmerzempfinden verantwortlich.

58 Vgl. https://www.nytimes.com/2017/03/28/dining/to-become-a-better-cook-sharpen-your-senses.html (letzter Zugriff August 2020).

59 Vgl. Hatt, Hanns. 2014. Was verraten uns Gerüche, Herr Professor Hatt? – Mehr als Ihnen bewusst ist. In: *Unsere Sinne. Wie wir die Welt wahrnehmen.* Geo kompakt Nr. 36, S. 124-131; S. 128.

60 a.a.O., S. 126.

61 a.a.O., S. 131. Siehe auch: Hatt, Hanns & Dee, Regine. 2008. *Das Maiglöckchen-Phänomen: Alles über das Riechen und wie es unser Leben bestimmt.* München: Piper.

62 Vgl. *Stern* 30. 07. 2020, S. 84-87.

Edition Noëma

Melchiorstr. 15

D-70439 Stuttgart

info@edition-noema.de

www.edition-noema.de

www.autorenbetreuung.de